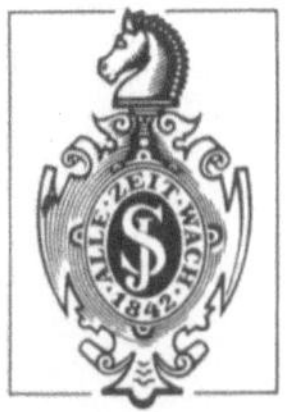

Der Schwindel aus interdisziplinärer Sicht

Herausgegeben von
K. Karbowski

Mit Beiträgen von
K. Karbowski, M. Mumenthaler, M. Neiger,
C.R. Pfaltz, H. Studer und F. Vassella

Mit 17 Abbildungen

Springer-Verlag
Berlin Heidelberg New York 1981

Prof. Dr. Kazimierz Karbowski, Neurologische Universitätsklinik,
Inselspital, CH-3010 Bern, Schweiz

CIP-Kurztitelaufnahme der Deutschen Bibliothek
Der Schwindel aus interdisziplinärer Sicht/hrsg. von K. Karbowski. – Berlin,
Heidelberg, New York: Springer, 1980.

ISBN-13: 978-3-540-10065-2   e-ISBN-13: 978-3-642-67646-8
DOI: 10.1007/978-3-642-67646-8

NE: Karbowski, Kazimierz [Hrsg.]

Satz: Schreibsatz-Service Weihrauch, Würzburg

2327/3321-543210

Inhalt

VI

Mitarbeiterverzeichnis

Karbowski, K., Prof. Dr., Chefarzt der Abteilung für Elektroenzephalographie der Neurologischen Universitätsklinik, Inselspital, CH-3010 Bern

Mumenthaler, M., Prof. Dr., Direktor der Neurologischen Universitätsklinik, Inselspital, CH-3010 Bern

Neiger, M., Prof. Dr., Direktor der Universitätsklinik für Hals-, Nasen- und Ohrenleiden, Inselspital, CH-3010 Bern

Pfaltz, C.R., Prof. Dr., Vorsteher der Universitätsklinik für Hals-, Nasen- und Ohrenkrankheiten, Kantonsspital, CH-4056 Basel

Studer, H., Prof. Dr., Direktor der Medizinischen Universitätsklinik, Inselspital, CH-3010 Bern

Vassella, F., Prof. Dr., Chefarzt der Abteilung für Neuropädiatrie der Universitäts-Kinderklinik, Inselspital, CH-3010 Bern

Vorwort

Schwindel als Haupt- oder als Begleitsymptom gehört zu den häufigsten Beschwerden, mit denen Ärzte verschiedener Fachrichtungen in ihrer täglichen Praxis konfrontiert werden. Die Phänomenologie, Pathogenese und Ätiologie des Schwindels ist von Fall zu Fall unterschiedlich. Im Alleingang ist ein Allgemeinpraktiker ebenso wie ein Facharzt gelegentlich überfordert, wenn er eine präzise Diagnose bei einem an Schwindel leidenden Patienten zu stellen und adäquate Therapie zu verordnen hat.

Es lag daher nahe, dieses Problem aus interdisziplinärer Sicht darzustellen. Dies geschah im Rahmen eines von der Schweizerischen Vereinigung für Elektroenzephalographie und klinische Neurophysiologie am 17. April 1980 in Bern organisierten Symposiums. Dabei wurde unter Vorsitz der Professoren G. Baumgartner (Zürich), P. Montandon (Genf) und B. Truniger (Luzern) sowohl die Pathophysiologie des Vestibularisschwindels, seine Semiologie und die Untersuchungsmethoden des Vestibularapparates als auch die Schwindelbeschwerden und ihre Behandlung aus der Sicht des Otologen, Neurologen, Internisten und Pädiaters eingehend besprochen.

Das vorliegende Buch enthält die erweiterten Fassungen der einzelnen Referate. Mit dieser Publikation hoffen wir zur interdisziplinären Mitarbeit und zur Schließung einer Informationslücke auf einem wichtigen Teilgebiet der Medizin beigetragen zu haben.

Bern, im Herbst 1980 Kazimierz Karbowski

Pathophysiologie des Vestibularisschwindels

Kazimierz Karbowski

„Das Großhirn ist unter allen Umständen durch seine bewußte Wahrnehmung an den Erscheinungen des Schwindels betheiligt. Zu erörtern bleibt jedoch, ob und welche Erscheinungen des Schwindels im Großhirn primär entstehen können und ferner, ob das Großhirn im Stande ist, Schwindel erregende Gleichgewichtsstörungen durch seine Thätigkeit zu compensiren“.

E. Hitzig, 1898 (34)

Die Steuerung des statischen und kinetischen Gleichgewichts des Menschen beruht auf Informationen die dem zentralen Nervensystem von den Extero- und Propriozeptoren, von dem Sehorgan und dem Vestibularapparat zuströmen. Die Empfindung einer Störung normaler räumlicher Verhältnisse zwischen der Person und ihrer Umgebung wird als „Schwindel“ bezeichnet. Dieser Begriff beinhaltet − wie es bereits Leidler [48] betont hatte − auch eine Bewegungswahrnehmung bzw. eine Bewegungsvorstellung. Sie ist meistens von einem Unlustgefühl begleitet.
Bei dem Auslösen derartiger Schwindelempfindungen spielt nebst dem optokinetischen Mechanismus der Vestibularapparat eine entscheidende Rolle. Der Weg zu dieser Erkenntnis − welche uns heutzutage als eine Selbstverständlichkeit erscheint − war lange und mühsam.

Geschichte der Vestibularisforschung. Labyrinthphysiologie

Zu Beginn des 19. Jahrhundert studierte der Prager Physiologe Johann Evangelista Purkinje (Abb. 1) den Auslösungsmechanismus und die Phänomenologie des Schwindels. Er unterschied zwischen einem „krummlinigen“, also einem Drehschwindel der per- und postrotatorisch auftritt und einem „geradlinigen“ Schwindel, der dann in Erscheinung tritt, „wenn der Körper schnell und anhaltend nach einer und derselben Richtung bewegt wird“.
Purkinje [77] beschäftigte sich auch mit dem optokinetischen Schwindel und analysierte die durch galvanischen Strom, durch eine Reise im Wagen und durch eine Schiffreise ausgelösten Empfindungen. Als Ursache des Schwindels betrachtete Purkinje einerseits Oszillationen der Augäpfel (Nystagmus) und andererseits die Einwirkung der Zentrifugalkraft auf die Hirngefäße und die Hirnsubstanz selbst. Die Bedeutung der Ohrlabyrinthe für das Auslösen von Schwindelempfindungen war ihm nicht bekannt.

1

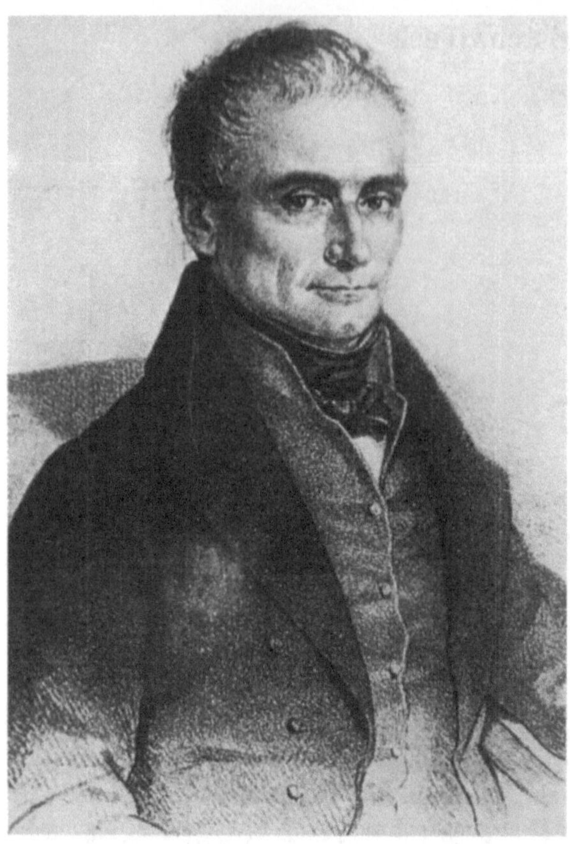

Abb. 1. Johann Evangelista Purkinje (1787–1869). (Portrait aus der Army Medical Library, Washington, D.C., entnommen aus: Haymaker, W., Baer, K.A., The Founders of Neurology, Thomas, Springfield/Illinois, 1953)

Wenige Jahre später stellte Flourens [24] aufgrund technisch perfekter Experimente an Tauben und Kaninchen fest, daß nach Durchschneiden der Labyrinthbogengänge „Zwangsbewegungen" des Kopfes und des Körpers in der Ebene des durchgeschnittenen Kanals entstehen. Er schrieb darüber in einer seiner Arbeiten [23] folgendes: „Le branlement impétueux de la tête qui vient d'être décrit est donc un phénomène propre et exclusif aux canaux semi-circulaires. En outre, ce phénomène est d'autant plus important à considérer qu'il n'est pas rare de le voir constituer un symptôme plus on moins dominant dans plusieurs cas de maladies, soit de l'homme, soit des animaux; et c'est sans doute un progrès de diagnostic, qui ne sera perdu pour la thérapeutique, que d'avoir enfin fixé le siège d'un aussi singulier symptôme".

Es vergingen allerdings noch mehr als 30 Jahre bis Menière [57] eine vollständige klinische Beschreibung eines peripheren Labyrinthsyndroms lieferte und außerdem über Autopsiebefunde bei einer an einem heftigen Drehschwindel und Erbrechen leidenden Patientin berichtete. Es handelte sich um eine Hämorrhagie in die Labyrinthbogengänge.

Im Jahre 1870 stellte Goltz [31] eine Theorie über die Funktionsprinzipien des vestibulären Gleichgewichtsorganes auf, die bis heute ihre Gültigkeit behält. Er nahm an, daß die Endolymphe bei Kopfbewegungen einen Druck auf die Nervenendigungen der Bogengangsampullen ausübt. Die entstehenden Erregungen werden durch den Nervus octavus an ein Gleichgewichtszentrum des Hirnstammes weitergeleitet, das dann seinerseits die Innervation der Muskeln steuert und dadurch die Erhaltung des Gleichgewichtes gewährleistet. In seinem Bereich über Kranke mit Trommelfellperforationen, bei denen Wasser ins Ohr eingespritzt wurde, hieß es unter anderem: „Infolge der Einspritzung wird hier also ein Nerv erregt, der imstande ist, durch Fortleitung der Erregung im Gehirn Schwindelgefühl zu erzeugen". Goltz faßte seine Meinung über die Funktion des Vorhofes wie folgt zusammen: „Ob die Bogengänge Gehörorgane sind, bleibt dahingestellt. Außerdem aber bilden sie eine Vorrichtung, welche der Erhaltung des Gleichgewichts dient. Sie sind sozusagen Sinnesorgane für das Gleichgewicht des Kopfes und mittelbar des ganzen Körpers".

Einige Jahre später erschienen fast gleichzeitig die Arbeiten von Mach [54], Breuer [10] sowie Crum-Brown [18], welche die Goltz-Theorie vervollständigten und die Grundlagen der Labyrinthphysiologie wie folgt präzisierten: Bei einer Winkelbeschleunigung wird die Endolymphe in denjenigen Bogengängen beider Labyrinthe, die in der Drehungsebene liegen, verschoben. Infolge ihrer Trägheit verschiebt sich die Endolymphe am Anfang einer Drehung in einer der Drehung entgegengesetzten Richtung, was zu einer Abbiegung der Cupula terminalis führt. Auf diese Weise werden die Rezeptoren der Ampullarnerven gereizt. Es kommt zu einer Drehempfindung und einem Nystagmus in der Ebene der stimulierten Bogengänge und in der gleichen Richtung wie die Rotation. Wenn die Drehgeschwindigkeit konstant wird und sich die Endolymphe gleich schnell mit den Bogengängen bewegt, erreicht die Cupula langsam − dank ihrer Elastizität − die Ausgangsmittelstellung wieder. Das Drehgefühl und der Nystagmus klingen ab. Beim Anhalten kommt es erneut zu einer Endolymphströmung und Cupuladeviation, diesmal jedoch in Richtung der vorausgegangenen Drehung, was ein Drehgefühl und einen Nystagmus zur Gegenseite zur Folge hat.

Die These, daß das Labyrinth eine bioelektrische Spontanaktivität aufweist, stammt von Högyes [35]. Er äußerte die Ansicht, daß „das Ruhestadium der Augen unter normalen Verhältnissen davon herrührt, daß zu den Augenmuskeln von beidseitigen häutigen Labyrinthen fortwährend gleichmässige bilaterale Reflexnervenreize strömen". Unabhängig von Högyes, dessen vorerst in ungarischer Sprache veröffentlichten Arbeiten anderen Vestibularisforschern lange Zeit unbekannt blieben, kam Ewald [22] aufgrund systematischer Experimente an Tauben ebenfalls zu dem Schluß, daß die vestibulären Labyrinthteile eine ständige tonisierende Wirkung auf die Muskeln der Augen, des Körpers und der Extremitäten ausüben. Er nahm an, daß die Bewegung der Endolymphe in einer Richtung den Labyrinthtonus erhöht, in der anderen dagegen vermindert. In den lateralen Bogengängen führt eine ampullopetale Endolymphströmung zur Tonuserhöhung, eine ampullofugale zur Tonusminderung (Abb. 2a−c). In beiden vertikalen Bogengängen ist das Verhältnis umgekehrt. Die ampullopetale Bewegung der Endolymphe setzt hier den Tonus herab, die ampullofugale steigert ihn. Die Richtigkeit dieser Annahme wurde Jahrzehnte später durch andere Forscher [28, 42, 46, 47, 53, 93] anhand elektrophysiologischer Tierexperimente bestätigt.

Die von Bárány [6] in die Praxis eingeführte kalorische Labyrinthprüfung basierte auf der Annahme, daß nicht nur durch Rotation, sondern auch durch eine Abkühlung bzw.

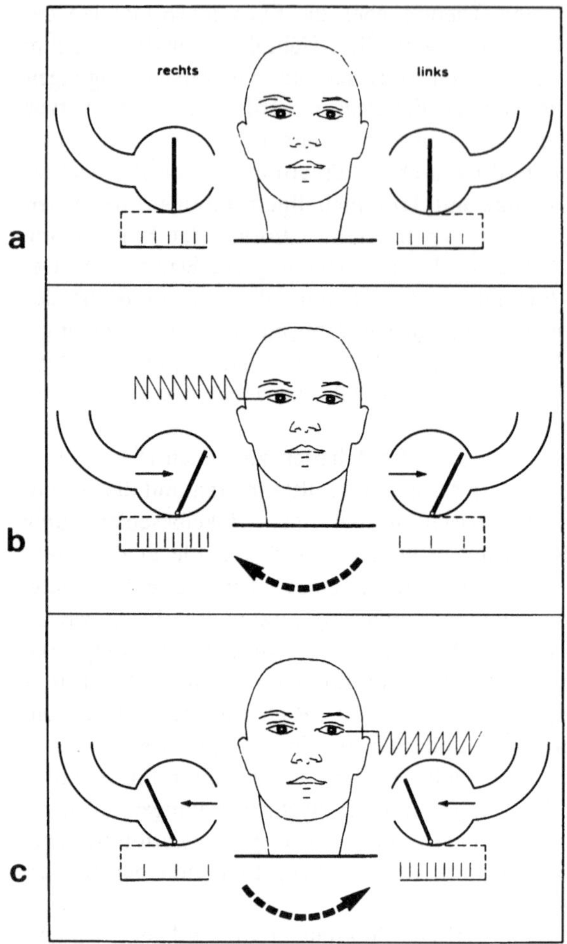

Abb. 2a–c. Schematische Darstellung der bioelektrischen Aktivität der Sinneszellen der lateralen Bogengänge in Ruhe und bei Winkelbeschleunigung. **a** In Ruhe beiderseits gleiche Entladungsfrequenz. **b** Zu Beginn einer Drehung im Uhrzeigersinn kommt es zu einer ampullopetalen Endolymphströmung und einer Frequenzzunahme der Entladungen rechts sowie zu einer ampullofugalen Endolymphströmung und einer Frequenzabnahme der Entladungen links. Die schnelle Nystagmusphase sowie die Drehempfindung sind nach rechts gerichtet. **c** Umgekehrte Reaktionen zu Beginn einer Drehung gegen den Uhrzeigersinn

Erwärmung der Bogengänge eine Endolymphströmung ausgelöst werden kann. Wenn man bei einem sitzenden Probanden den Kopf um 60° rückwärts beugt, oder ihn bei einem Liegenden um 30° hebt, dann bringt man die lateralen Labyrinthbogengänge in eine senkrechte Stellung (erste Optimumlage nach Brünings [11]). Bei einer Kaltwasserspülung kommt es dann zu einer nach unten gerichteten – also ampullofugalen – Strömung der Endolymphe und somit zu einer Tonusminderung, bei einer Warmspülung zu einer nach oben gerichteten – also ampullopetalen – Endolymphströmung, die den labyrinthären Tonus erhöht (Abb. 3a-c).

4

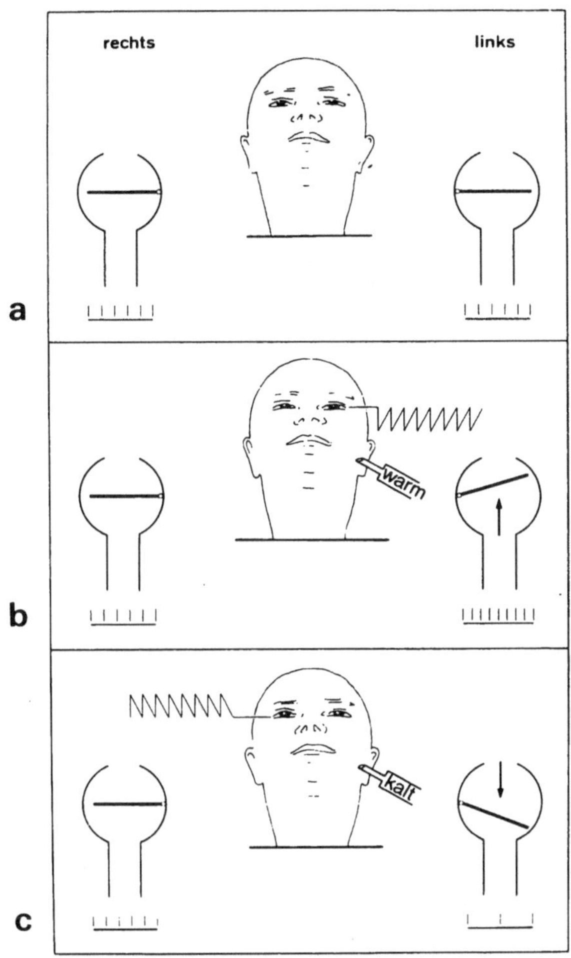

Abb. 3a—c. Schematische Darstellung der bioelektrischen Aktivität der Sinneszellen der lateralen Bogengänge in Ruhe und nach Einwirkung kalorischer Reize. Der Kopf der Versuchsperson ist um 60° rückwärts gebeugt. Die lateralen Labyrinthbogengänge nehmen eine vertikale Stellung ein. **a** In Ruhe beiderseits gleiche Entladungsfrequenz. **b** Eine durch Warmspülung ausgelöste ampullopetale Endolymphströmung führt zu einer Frequenzzunahme der Entladungen des linken Labyrinthes . c Bei Kaltspülung ampullofugale Endolymphströmung und eine Frequenzabnahme der Entladungen.

Auslösungsmechanismus des Schwindels

Unter physiologischen Verhältnissen erreichen die Vestibularissignale — gleich denen der Tiefensensibilität — nicht die Bewußtseinssphäre. Erst eine akut aufgetretene Vestibularistonusdifferenz führt beim Menschen einerseits zu bestimmten Muskelreaktionen wie Nystagmus, Abweichungen des Körpers und der Extremitäten und andererseits meist auch zu einer subjektiven Empfindung — dem Schwindel. Eine solche Vestibularistonusdifferenz kann entweder krankheitsbedingt sein oder aber beim Gesunden durch eine rotatorische, kalorische oder galvanische Stimulation ausgelöst werden.

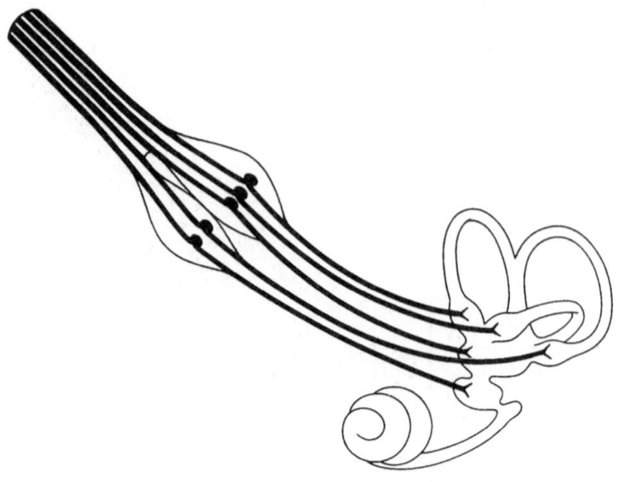

Abb. 4. Schematische Darstellung der bipolaren Zellen des oberen und unteren Teiles des Ganglion Scarpa. Die peripheren Fortsätze bilden die einzelnen ampullären, utrikulären und sakkulären Nerven. Die zentralen Fortsätze vereinigen sich zum Nervus vestibularis

Bei der rotatorischen Prüfung wird eine Endolymphströmung nahezu selektiv in den — beim Menschen funktionell bedeutungsvollsten — lateralen Labyrinthbogengängen erzeugt. Dies löst bei der Versuchsperson die Empfindung einer Drehung in der horizontalen Ebene aus. Sie ist zu jenem Labyrinth gerichtet, in dem eine ampullopetale Endolymphströmung stattfindet. Im Falle einer starken Winkelbeschleunigung kann die subjektive Drehempfindung sehr intensiv und von vegetativen Erscheinungen begleitet sein. Sie wird dann als ein richtiger Drehschwindel (Vertigo) bezeichnet.

Während einer kalorischen Labyrinthprüfung erreicht die durch das Felsenbein sich ausbreitende thermische Welle vorerst den lateralen Bogengang. Bei einer Ohrspülung mit kleiner Wassermenge, deren Temperatur von jener des Körpers nur um ca. 7° abweicht, kann es bei der Versuchsperson zu einer Drehempfindung nur in der horizontalen Ebene kommen. Bei größeren Wassermengen und wesentlicheren Temperaturunterschieden werden auch andere Labyrinthteile abgekühlt, bzw. erwärmt. Infolgedessen treten allmählich Empfindungen kombinierter Drehungen in verschiedenen Ebenen und später nicht mehr präzisierbare Schwindelgefühle auf [95].

An dieser Stelle soll an die Spezialisierung der einzelnen Labyrinthteile erinnert werden. Die Vorhofsäckchen perzipieren vor allem die statischen Impulse sowie die Linearbeschleunigung, die Bogengänge die ihrer eigenen Ebene entsprechenden Winkelbeschleunigungen. Die aus jedem dieser Labyrinthteile stammenden Impulse werden separat durch Fortsätze der bipolaren Zellen des Ganglion Scarpa zentripetal geleitet (Abb. 4). Zu kombinierten schwer präzisierbaren Schwindelempfindungen kommt es immer dann, wenn mehrere der vestibulären Funktionseinheiten gleichzeitig gestört werden. Dies ist auch der Fall bei der galvanischen Stimulation [75], die eine Wirkung auf zahlreiche Neurone des Ganglion Scarpa bzw. auf ihre zentralen, den Nervus vestibularis bildenden Fortsätze ausübt.

Die gleichen Grundsätze gelten bei Erkrankungen des Vestibularapparates. Ein gut präzisierbarer, intensiver Drehschwindel kommt häufiger bei Affektionen des peripheren

Labyrinthes als des Nervus vestibularis und seiner Wurzeln vor. Bei Läsionen der Vestibulariskerne ist die Drehkomponete des Schwindels öfters nur schwach oder überhaupt nicht vorhanden. In diesen Fällen besteht eher ein Gefühl des Fallens, des schwankenden Bodens, der Trunkenheit usw., Empfindungen die möglicherweise auch auf eine konkomitierende Störung extravestibulärer Hirnstammstrukturen zurückzuführen sind.

Ein Schwindel, der entweder spontan oder in einer bestimmten Lage oder bei Lagewechsel oder schließlich bei alltäglichen Kopfbewegungen auftritt, ist ein pathologisches Phänomen. Andererseits aber ist ein Ausbleiben eines Schwindelgefühls nach unphysiologischen Labyrinthreizen — wie sie anläßlich vestibulärer Prüfungen angewendet werden — ebenfalls als eine abnorme Erscheinung zu werten. Wie haben dies öfters bei medikamentös behandelten Epilepsiekranken beobachtet [39, 40] und zwar auch bei jenen, welche einen normalen Reaktionsnystagmus zeigten. Eine solche „Dysharmonie" [37] der vestibulären Reaktionen weist darauf hin, daß hier weder eine Perzeptionsstörung des peripheren Labyrinthes, noch eine Läsion des ersten vestibulären Neurons vorlag. Die Ursache des Ausbleibens des reaktiven Schwindels müßte entweder auf eine Leitungsstörung der vestibulokortikalen Verbindungen oder aber — was uns noch wahrscheinlicher erscheint — auf eine medikamentös bedingte Erhöhung der kortikalen Empfindungsschwelle zurückgeführt werden.

Entstehungsmechanismus des Schwindels. Vestibulokortikale Verbindungen

Die Frage ob es spezifische vestibulokortikale Bahnen und eine sensorische kortikale Vestibularisvertretung gibt, war lange Zeit kontrovers. Einige Autoren [30, 49, 64] haben behauptet, daß das Labyrinth keine wesentlichen Verbindungen mit den sensorischen kortikalen Integrationsmechanismen besitzt. Der Schwindel wäre demnach als ein sekundäres, von dem Vorhandensein der Gleichgewichtsstörungen abhängiges Phänomen aufzufassen. Nicht die Labyrinthreizung selbst, sondern die von ihr verursachten Reflexerscheinungen (Nystagmus, vestibulospinale Reflexe) sollen bewußte Empfindungen hervorrufen.

Gegen diese These sprechen sowohl die cupulometrischen Untersuchungsresultate von Jongkees [37] der eine niedrigere Schwelle für die postrotatorische Drehempfindung als für den Nystagmus feststellte, als auch die tierexperimentellen, neurologischen und elektroenzephalographischen sowie peroperativen neurochirurgischen Erfahrungen zahlreicher anderer Autoren.

Tierexperimentelle Untersuchungen

Spiegel [87, 88] hat als erster experimentell bewiesen, daß zwischen dem Labyrinth und der Großhirnrinde eine Verbindung besteht. Er stellte bei der Katze fest, daß es nach Rotation zu einer Verstärkung der vom ektosylvischen und vom hinteren Teil des suprasylvischen Gyrus abgeleiteten Potentialen kommt. Walzl und Mountcastle [94] haben, ebenfalls bei der Katze, hauptsächlich in der kontralateralen Hemisphäre zwischen dem temporalen Hörfeld, dem Gyrus postcentralis und der zweiten somatosensorischen Area nach elektrischer Stimulation des Vestibularisnerven mit einer Latenzzeit von 6—8 ms Rindenpotentiale ausgelöst. Andersson und Gernandt [3] ist es gelungen, die kortikale Antwort auf Stimulation einzelner Ursprungsäste des Vestibularisnerven, also der Nervi ampullares bzw des N. utricularis zu registrieren.

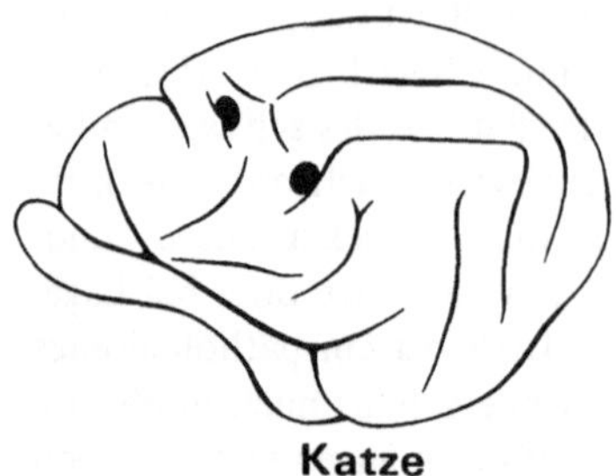

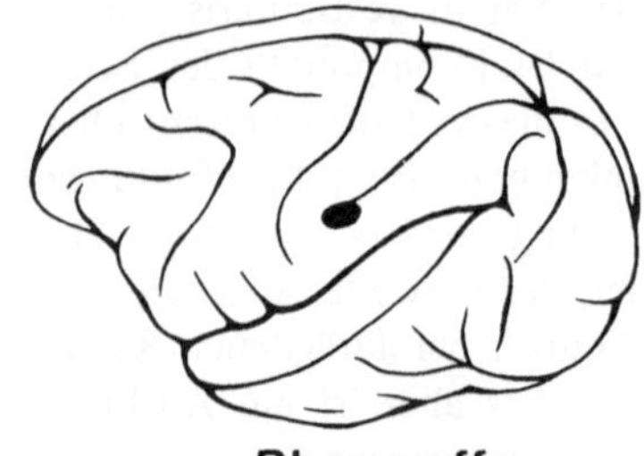

Abb. 5. Mittels evozierter Potentiale festgestellte kortikale vestibuläre Projektionen bei der Katze und beim Rhesusaffen. (Nach Roucoux-Hanus und Boisacq-Schepens [81] sowie Fredrickson et al. [26])

In den zwei letzten Jahrzehnten haben zahlreiche Autoren mittels der Methodik evozierter Potentiale, hauptsächlich bei der Katze, auch aber bei anderen Tierarten wie Meerschweinchen, Kaninchen, Ratten, Totenkopfäffchen (Saimiri sciureus) und schließlich auch bei Rhesusaffen den Verlauf der vestibulokortikalen Verbindungen und die Lokalisation der kortikalen Vestibularisfelder studiert. Die Resultate dieser Untersuchungen lassen sich wie folgt zusammenfassen.

— Die größtenteils gekreuzten aszendierenden vestibulären Bahnen verlaufen parallel zu den Gehörbahnen [1, 59] lateral und ventral des Fasciculus longitudinalis medialis (82). Sie erreichen die in der Gegend der hinteren Kommissur gelegenen Zentren und zwar den Nucleus interstitialis Cajal, N. commissurae posterior und N. Darkschevitsch und strahlen weiter in den Thalamus ein [16, 17, 19, 20, 56, 91].

— Bei der Katze [51, 69, 70, 81] kommt es auf dem thalamischen Niveau zu einer Trennung der vestibulären Afferenzen. Ein Teil von ihnen erreicht bestimmte Zellgruppen im Bereich des N. ventralis posterolateralis, welcher kortikopetal auf ein hinter dem Sulcus cruciatus gelegenes Areal projiziert. Ein anderer Teil mündet in den Zellgruppen des Nucleus posterior, der Verbindungen zu dem vorderen suprasylvischen kortikalen Feld aufweist (Abb. 5, links).

— Primäre vestibuläre Felder wurden bei Nagetieren [66, 67] sowie bei Totenkopfäffchen [68] ausschließlich im Bereich des somatosensorischen kortikalen S I Vorderbeinfeldes — das in dem zytoarchitektonischen Bereich 3a gelegen ist — festgestellt. Seit den Arbeiten von Fredrickson et al. [26, 27] ist beim Rhesusaffen ein vestibuläres Feld im unteren hinteren Teil der Postzentralwindung, an dem unteren Ende des Sulcus interparietalis bekannt (Abb. 5, rechts).

Ödkwist et al. [69] nehmen an, daß niedrigere Nagetiere kein zweites in der Parietalregion lokalisiertes Vestibularisfeld besitzen. Beim Totenkopfäffchen liegt ein solches Feld möglicherweise tief innerhalb der sylvischen Fissur und ist deswegen auf experimentellem Wege schwer nachzuweisen. Beim Rhesusaffen wäre nebst dem obenerwähnten parietalen ein zweites vestibuläres Projektionsfeld in der Tiefe des Sulcus centralis zu vermuten, welches jenem im Bereich der zytoarchitektonischen Area 3a bei anderen Tierarten entsprechen würde.

Die kortikalen vestibulären Felder sind polysensorisch [86]. Gleiche Neurone erhalten hier vestibuläre, optokinetische [12, 13, 96] und auch somatosensorische Afferenzen [70, 81]. Eine derartige Konvergenz von Impulsen verschiedener Herkunft findet übrigens bereits auf niedrigerem Niveau statt. In das Vestibulariskerngebiet projizieren Impulse von den kleinen Gelenken der Halswirbelsäule [86]. Die vestibuläre Thalamus-representation konvergiert mit somatosensorischen und teils auch mit optokinetischen Afferenzen sowohl im Bereich des ventralen Kernes des Corpus geniculatum laterale und der intralaminären Nuclei [55], als auch im Gebiet des N. ventralis intermedius und im kaudalen Teil des N. ventralis posterolateralis. Von den vestibulären Zellen des letzterwähnten Kernes projizieren 23% zu dem sensomotorischen Kortex. Einige von ihnen geben dabei kollaterale Fasern zu den beiderseitigen prä- und postzentralen Gyri ab [52].

Die letzterwähnten Beobachtungen stimmen mit jenen anderer Autoren überein, welche über vestibuläre Projektionen zu der motorischen Hirnrinde berichteten [8, 9, 81]. Daraus ist zu schließen, daß die vestibulären Afferenzen nicht nur auf dem Niveau des Hirnstammes, sondern auch auf kortikalem Niveau die Motorik beeinflussen, indem sie Entladungen motorischer Neurone auszulösen imstande sind. Bei einem Teil dieser Afferenzen handelt es sich nicht um primäre vestibuläre Projektionen, sondern um multisynaptische Verbindungen mit einer langen Latenzzeit der evozierten Potentiale. Bei ihrer Vermittlung spielen wahrscheinlich der Nucleus ventrolateralis thalami sowie gewisse neozerebelläre Strukturen eine Rolle [70].

Die Vermutung liegt nahe (38), daß es nicht nur kortikopetale, sondern auch korti-kofugale vestibuläre Verbindungen gibt, welche die Aktivität der Vestibulariskerne und indirekt auch die der peripheren Labyrinthe modulieren. Arslan und Molinari [4] sowie Molinari [60] haben auch tatsächlich bei Katzen festgestellt, daß eine Strychninisation bzw. eine elektrische Stimulation des Temporallappens einen Einfluß auf die Tätigkeit der Vestibulariskerne des Hirnstammes, insbesondere auf den Deiters-Kern ausübt. Gil-denberg und Hassler [29] stellten ebenfalls bei Katzen fest, daß elektrische Stimula-tionen im Bereich des vorderen ektosylvischen Gyrus und der motorischen Area 6a S, die Aktivität mehrerer Neurone der Vestibulariskerne − insbesondere im Bereich des medianen Teiles des N. vestibularis superior und im kleinzelligen Teil des N. vestibularis lateralis modifiziert. In der Regel handelt es sich dabei um eine Zunahme und nur bei 3,4% der Neurone um eine Abnahme der spontanen Entladungsfrequenz. Die Antworten sind praktisch gleich bei kontra- und ipsilateralen kortikalen Stimulationen. Diese Tat-sache sowie eine lange − im Durchschnitt über 10 ms betragende − Latenzzeit weisen darauf hin, daß die kortikalen Efferenzen das Vestibulariskerngebiet auf multisynap-tischem Wege erreichen. Aufgrund elektrophysiologischer [43] und anatomischer Stu-dien mittels Faserdegeneration [58, 76, 90] ist anzunehmen, daß dies u.a. durch Ver-mittlung der Kerngruppe der hinteren Kommissur geschieht. Als letztes Glied dieser kortikofugalen Verbindungen wären die bereits seit langem bekannten cholinergischen efferenten vestibulolabyrinthären Faser aufzufassen [74, 79, 83]. Die Ansammlung von Acetylcholin an ihren Endigungen erschwert möglicherweise die Übertragung der afferenten Impulse [80]. Auf diese Weise könnte das efferente Vestibularissystem die Tätigkeit der Labyrinthafferenzen regulieren.

Neurologische und elektroenzephalographische Beobachtungen

Über Vertigo als Aura bzw. als Manifestation eines epileptischen Anfalles („Vertigo epileptica") haben bereits die Pioniere der Epileptologie [14, 21, 92] im 18. und 19. Jahrhundert berichtet. Purkinje [78] äußerte die Meinung, daß „bei den meisten Formen der Epilepsie ein sehr heftiger Schwindel, ein wesentliches Element der Krankheit ausmacht."

In der Praxis werden dennoch eher selten Epilepsiekranke angetroffen, die über eine gut präzisierbare Drehempfingung vor oder während eines epileptischen Anfalles berichten. Stauder [89] betrachtet eine Vertigo in der Aura des epileptischen Krampfanfalles als Rindensymptom und kommt aufgrund klinischer Beobachtungen zum Schluß, daß sich die Annahme einer kortikalen Vestibularisvertretung im hinteren Schläfenlappen weitgehend bestätigen läßt. Penfield und Jasper [73] sind der Auffassung, daß Schwindelempfindungen in der Regel bei temporalen und parietalen epileptogenen Entladungen auftreten. Alfandary [2] äußert die Meinung, daß Läsionen ausgedehnter kortikaler Bezirke zu einem Vertigo führen. Seine Erfahrungen weisen darauf hin, daß je weiter der Reizfokus vom Temporallappen nach parietal oder parietooccipital entfernt ist, desto mehr der Schwindel seine Drehkomponente verliert und optische bzw. propriozeptive Elemente beinhaltet. Aufgrund von Beobachtungen bei Patienten mit Hirntumoren präzisiert Schneider [85], daß irritative Prozesse der vordersten Abschnitte der oberen Temporalwindung einen Schwindel verursachen und daß jene im Bereich der parietotemporooccipitalen Felder sowie der Reil-Insel sowohl zu einem Schwindel als auch zu einer räumlichen Desorientierung und Störung des Körperschemas führen. Janz [36] betont, daß die vestibulären Auren am häufigsten (76%) unter allen sensorischen Auren zu epileptischen Anfällen mit einer Adversivkomponente des Kopfes, der Augen und des Rumpfes führen. Laut ihm sind Schwindelauren mit bewußten Adversivkrämpfen auf Läsionen der dorsalen Abschnitte des Parietallappens zu beziehen. Schwindelauren vor den nicht bewußt erlebten Adversivanfällen legen dagegen den Verdacht auf Läsionen in der parietotemporalen Region nahe.

Bei einer von uns beobachteten 59jährigen Patientin traten wiederholt kurze heftige Drehschwindelattacken auf, die einige Monate später auch von einer Falltendenz nach rechts und gelegentlich von einer passageren Bewußtlosigkeit und Amnesie für das Anfallsgeschehen gefolgt waren. Das Audiogramm und die kalorische Erregbarkeit der Labyrinthe waren normal. Im EEG fand sich eine ausgedehnte Störung im Bereich der linken Hemisphäre mit Depression des a-Rhythmus und einer kontinuierlichen zentroparietotemporal betonten ϑ-δ-Aktivität. Im weiteren Verlauf klinische Zeichen eines Parietallappensyndroms, Hemianopsie nach rechts und diskrete rechtsseitige Hemiparese. Das Karotisangiogramm (Prof. P. Huber) wies auf einen großen intrazerebralen Tumor temporal links hin (Abb. 6). Peroperativ fand man (Prof. H. Markwalder) einen teils zystischen, ca. 8 × 6 × 4 cm großen Tumor mit Hauptlokalisation im Bereich der unteren und mittleren Temporalwindung. Er wurde subtotal extirpiert. Die histologische Untersuchung ergab ein Glioblastom mit Vorherrschen unreifer oligodendrogliomatöser Anteile (Oligodendroglioblastom). In den ersten postoperativen Wochen – während der Dauer der Strahlentherapie – traten noch einige Drehschwindelanfälle auf, später herrschte Beschwerdefreiheit. Klinische, elektroenzephalographische und hirnszintigraphische Rezidivzeichen traten 1,5 Jahre nach der Operation auf. Darunter waren auch Anfälle, während denen sich die Patientin plötzlich um sich selbst nach rechts drehte und dann zu Boden stürzte, angeblich ohne das Bewußtsein zu verlieren. Exitus letalis erfolgte ein weiteres Jahr danach.

Es sind überdies seit langem Fälle bekannt, bei denen eine periphere Vestibularisreizung – sei es infolge einer Innenohrerkrankung, sei es bei rotatorischen oder kalorischen Labyrinthprüfungen – epileptische Anfälle auslöste [15, 45, 71, 89] oder zumindest pathologische Veränderungen im Elektroenzephalogramm aktivierte [5, 44, 62, 63]. Wir selbst haben bei 22 von 62 Epilepsiekranken entweder unspezifische oder spezifisch-epileptische EEG-Veränderungen, durch eine kalorische Labyrinthstimulation passager aktivieren können (Abb. 7). In zwei weiteren Fällen traten auch klinische Anfälle auf. Bei der Mehrzahl der Patienten mit fokalen EEG-Veränderungen übte dabei

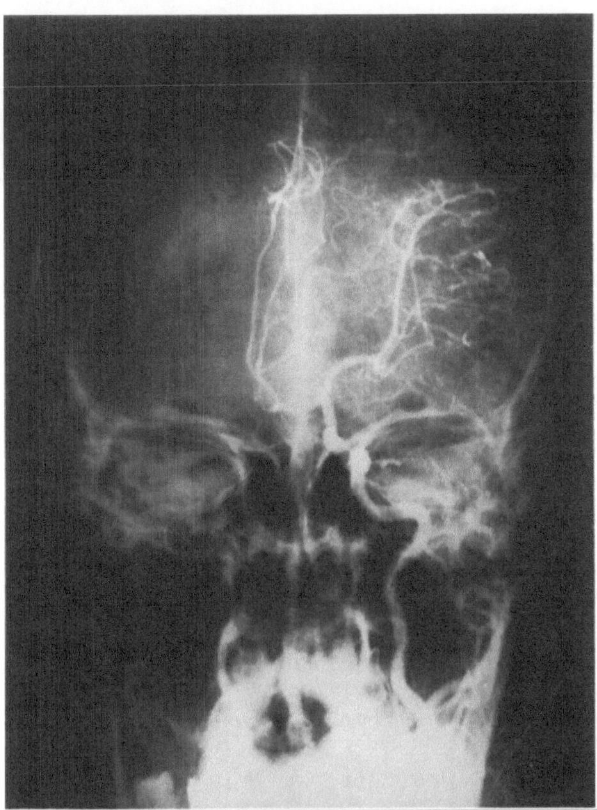

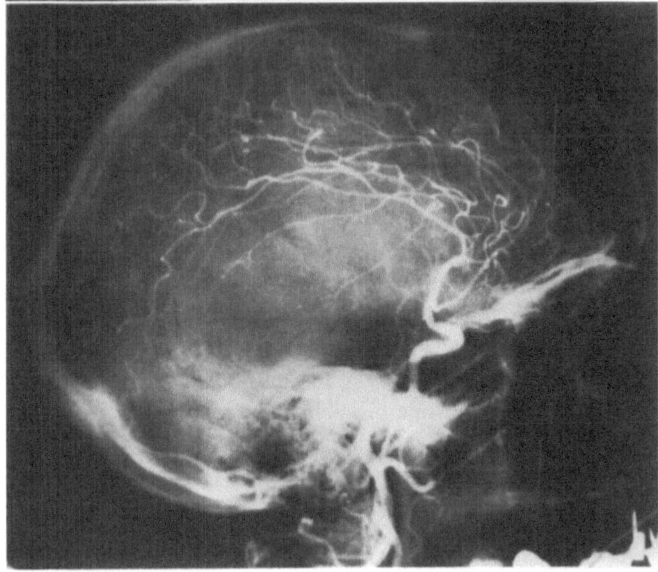

Abb. 6. Karotisangiogramm links einer 59jährigen Patientin (C.M.-L., 1912) mit einer nach rechts gerichteten Vertigo infolge eines Tumors des linken Temporallappens. *Oben:* Anteroposteriore Aufnahme, arterielle Phase. Starke planparallele Verlagerung der A. pericallosa über die Mittellinie nach rechts. Anhebung und Medialverlagerung des Mediaknies. *Unten:* Profilaufnahme, arterielle Phase. Kompression des Sylvi-Dreiecks von basal her mit Anhebung der ganzen Mediagruppe und Verspannung einzelner Gefäße.

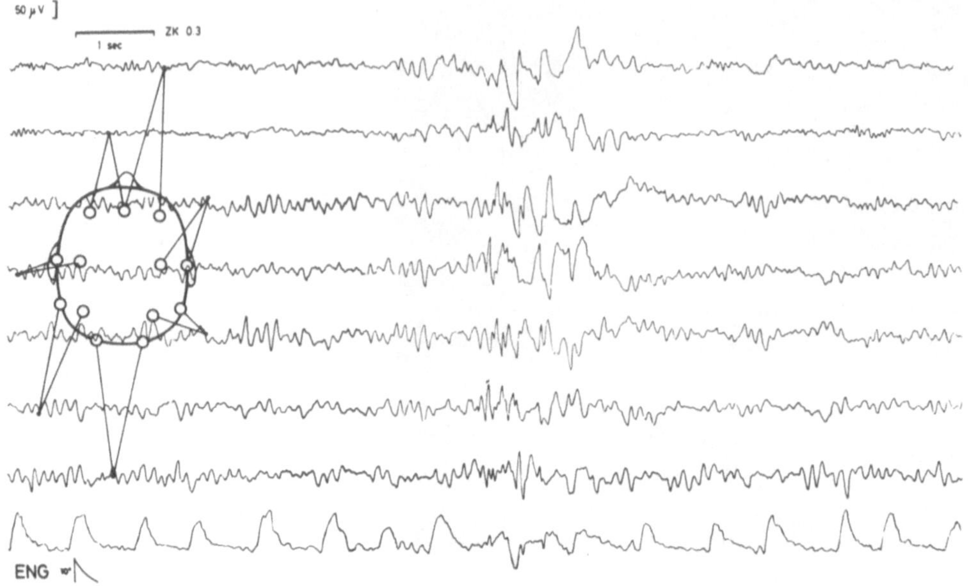

Abb. 7. Paroxysmal-generalisierte, irreguläre EEG-Spitzenpotentiale in der Kulminationsphase einer kalorischen Labyrinthreaktion (nach Spülung des linken Ohres mit 100 cm³ Wasser von 27°) bei einem 16jährigen Patienten (G.B., 1950) mit kryptogenetischer Grand-mal-Epilepsie. In der untersten Linie bipolare, binokuläre Nystagmusregistrierung (ENG) mit Einstreuung rudimentärer EEG-Spitzen

ausschließlich eine Stimulation des zum Fokus kontralateralen Labyrinthes eine aktivierende Wirkung aus [40, 41].

Klassifizierungsversuche epileptischer vestibulärer Phänomene stammen von Behrman und Wyke [7]. Nach diesen Autoren sollen Fälle mit einem Reizfokus in der temporoparietalen Region, der zu einer Vertigo führt, als „vestibular seizures" bezeichnet werden. Für jene Fälle, bei denen eine periphere Vestibularisreizung epileptische Anfälle auslöst, wird eine Bezeichnung „vestibulogenic seizures" vorgeschlagen. Hier sei zu betonen, daß bei den allermeisten Kranken mit „vestibulogenen", durch eine Labyrinthreizung ausgelösten epileptischen Manifestationen auch viele andere bekannte oder unbekannte Faktoren das Auftreten von Anfällen begünstigen. Nur ausnahmsweise werden Fälle beobachtet, bei denen allein oder zumindest hauptsächlich die vestibulären Stimuli eine anfallsauslösende Rolle spielen. Solche Fälle dürfen unseres Erachtens als eine „vestibuläre Reflexepilepsie" im engeren Sinne bezeichnet werden.

Peroperative neurochirurgische Erfahrungen

Anläßlich neurochirurgischer Eingriffe hat Foerster [25] festgestellt, daß eine faradische Reizung der Oberlippe des Sulcus interparietalis ein heftiges Drehgefühl zur Gegenseite erzeugt. Bei offenen Augen haben die Patienten überdies das Gefühl einer Scheindrehung der Umgebung zur Seite der Reizung. Motorische Reaktionen, etwa im Sinne von Adversivbewegungen, werden dabei nicht beobachtet. Ähnliche Empfindungen treten während der Exzision von Narben am Boden der Fissura interparietalis bzw. in den diese Fissur

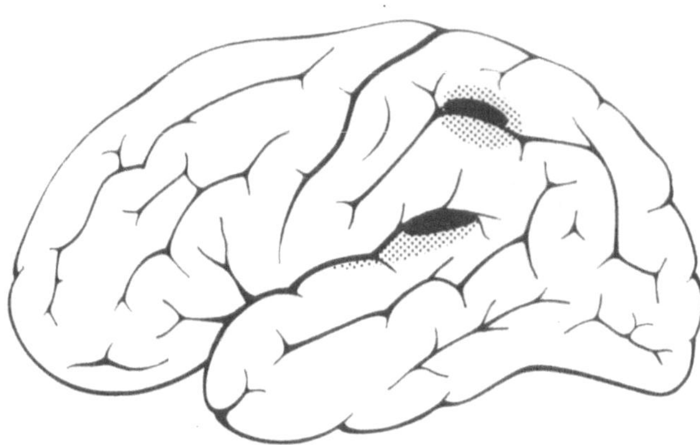

Abb. 8. Hirnregionen beim Menschen, durch deren Reizung während neurochirurgischer Eingriffe ein Drehschwindel ausgelöst werden konnte. Von den punktiert dargestellten Arealen sind die Reaktionen weniger konstant auslösbar als von den schwarz markierten. (Nach Foerster [25] sowie Penfield und Jasper [73]).

umgrenzenden Rindenarealen auf. Penfield und Jasper [73] sowie Penfield [72] berichten über 7 von 108 Patienten mit neurochirurgischen Explorationen des Temporallappens, bei denen durch elektrische Reizung der hinteren, seltener auch der medianen Abschnitte der oberen Temporalwindung verschiedenartige Schwindelsensationen ausgelöst wurden (Abb. 8). Dabei bemerkt Penfield [72], daß eine elektrische Stimulation des Parietallappens — insbesondere im Bereich der hinteren Teile seiner medianen Windungen — ebenfalls einen Schwindel verursachen kann und, daß so lokalisierte epileptische Entladungen zu einer Schwindelaura führen.

Anläßlich stereotaktischer Eingriffe haben Hawrylyshyn et al. [33] durch elektrische Stimulationen im Bereich des Thalamus bei wachen Patienten Bewegungsempfindungen ausgelöst und darauf basierend zwei thalamovestibuläre Projektionen beschrieben, welche homolog sind zu jenen, die bei Katzen und Affen experimentell nachgewiesen wurden.
— Die vorderen Projektionen umfassen ein Gebiet ventral des Lemniscus medialis. Sie verlaufen lateral vom Nucleus ruber und dorsal vom Nucleus subthalamicus und erreichen schließlich den Nucleus ventrointermedius.
— Die hinteren Projektionen sind mit den Hörbahnen assoziiert. Sie verlaufen im Lemniscus lateralis und im Brachium colliculi inferioris und enden im Gebiet des Corpus geniculatum mediale.

Der mutmaßliche Verlauf der labyrinthokortikalen Verbindungen beim Menschen wurde in Berücksichtigung der tierexperimentellen und der neurochirurgischen Untersuchungsresultate in Abb. 9 dargestellt.

Schlußfolgerungen

Seit Jahrzehnten bestehen neurologische, neurochirurgische und elektroenzephalographische Hinweise dafür, daß auch beim Menschen die vestibulären Impulse an die Hirnrinde gelangen und, daß der Vestibularapparat — ähnlich den anderen Sinnesorganen — über eine sensorische Rindenvertretung verfügt.

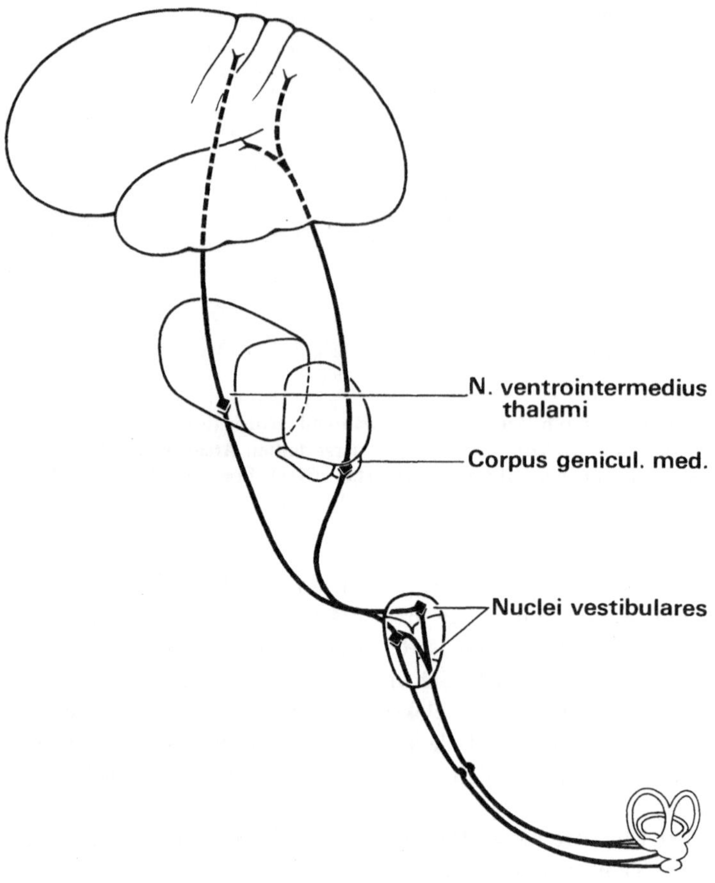

Abb. 9. Schematische Darstellung des mutmaßlichen Verlaufes der labyrinthokortikalen Bahnen beim Menschen

Die vestibulären Afferenzen rufen unter physiologischen Verhältnissen keine bewußten Empfindungen hervor. Erst bei pathologischen Zuständen, bzw. bei experimentellen Labyrinthprüfungen kommt es zu einem Schwindelgefühl, wobei die Empfindung gestörter räumlicher Verhältnisse zwischen der Person und ihrer Umgebung im Vordergrund steht. Einem solchen Schwindelgefühl kann sowohl ein abnormer — mit den optischen und somatosensorischen Afferenzen nicht übereinstimmender — Zufluß peripherer Vestibularisimpulse als auch eine Herabsetzung der Empfindungsschwelle bzw. ein Reizzustand der sensorischen kortikalen Vestibularisfelder zugrunde liegen.

In der Humanmedizin ist es nicht möglich, den Vestibularisnerv direkt zu stimulieren. Die hier angewandten indirekten Stimulationsmethoden (kalorische, rotatorische und galvanische) rufen länger anhaltende Veränderungen des vestibulären Ruhetonus hervor und können nicht in kurzen Zeitintervallen beliebig häufig wiederholt werden. Die wenigen Versuche einer Untersuchung evozierter vestibulärer Potentiale [32, 61, 84] ergaben keine schlüssigen Resultate. Dies erklärt die Tatsache, daß es bisher nicht gelungen ist, die vestibuläre Rindenvertretung beim Menschen genau zu lokalisieren.

Per analogiam zu den im Tierexperiment gewonnenen Daten und in Berücksichtigung der spärlichen Erfahrungen, die anläßlich neurochirurgischer Eingriffe gesammelt wurden, läßt sich vermuten, daß die *sensorische Hauptrepräsentation* des Vestibularapparates in der Umgebung des Sulcus interparietalis, vor allem im Bereich seiner Oberlippe lokalisiert ist. Reizvorgänge in diesem Gebiet rufen beim Patienten ein Drehgefühl zur Gegenseite und − bei offenen Augen − eine Empfindung einer Scheindrehung der Umgebung zur Seite der Stimulation hervor.

Aufgrund von Experimenten am Affen ist anzunehmen, daß auch beim Menschen zahlreiche Neurone im oben erwähnten parietalen Assoziationskortex polysensorisch sind und sich nicht nur durch vestibuläre, sondern auch durch somatosensorische und besonders durch optische Reize beeinflussen lassen. Dies erklärt die − von der klinischen Erfahrung her gut bekannte − Tatsache, daß die Semiologie eines optokinetisch ausgelösten Schwindels von jener eines vestibulären Schwindels kaum zu unterscheiden ist. Weitere sensorische Vestibularisfelder sind in den hinteren und mittleren Abschnitten der oberen Temporalwindung zu vermuten. Allfällige vestibuläre Projektionen zur Präzentralrinde könnten die Motorik und das Gleichgewicht beeinflussen, würden aber keine sensorischen Funktionen ausüben und insbesondere keine direkte Rolle beim Entstehen von Schwindelempfindungen spielen.

Nachgewiesenermassen bei Tieren und vermutlich auch bei Menschen gibt es nebst den kortikopetalen auch kortikofugale, multisynaptische vestibuläre Verbindungen. Durch sie ist der Kortex imstande, die Tätigkeit der Vestibulariskerne des Hirnstammes und indirekt auch die der peripheren Labyrinthe zu modulieren.

Literatur

1. Abraham L, Copack PB, Gilman S (1977) Brain stem pathways for vestibular projections to cerebral cotex in the cat. Exp Neurol 55:436−448
2. Alfandary I (1967) Le vertige cortical. In: Chorobski J (ed) Neurological problems. Pergamon, Oxford London Edinburgh, pp 303−307
3. Andersson S, Gernandt BE (1954) Cortical projection of vestibular nerve in cat. Acta Otolaryng 116:10−18
4. Arslan M, Molinari GA (1965) Modifications of the activity of the vestibular neclei in the cat, following stimulation of the temporal lobe. Acta Otolaryngol (Stockh) 59:338-343
5. Barac B (1967) Vestibular influences upon the EEG of epileptics. Electroencephalogr Clin Neurophysiol 22:245−252
6. Bárány R (1906) Untersuchungen über den vom Vestibularapparat des Ohres reflektorisch ausgelösten rhythmischen Nystagmus und seine Begleiterscheinungen (Ein Beitrag zur Physiologie und Pathologie des Bogengangspparates). Monatsschr Ohrenheilkd 40:193-297
7. Behrman S, Wyke BD (1958) Vestibulogenic seizures, a consideration of vertiginous seizures with particular reference to convulsions produced by stimulation of labyrinthine receptors. Brain 81:529−541
8. Boisacq-Schepens N, Hanus M (1972) Motor cortex vestibular responses in the chloralosed cat. Exp Brain Res 14:539−549
9. Boisacq-Schepens N, Roucoux-Hanus M (1978) Projections labyrinthiques ascendantes au niveau thalamo-cortical. Acat Otorhinolaryngol Belg 32:160−169
10. Breuer J (1874) Über die Funktion der Bogengänge des Ohrlabyrinthes. Med Jahrb (Wien) 72−124
11. Brünings H (1911) Beiträge zur Theorie, Methodik und Klinik der kalorimetrischen Funktionsprüfung des Bogengangapparates. Z Ohrenheilkd 63:20−99

12. Büttner U, Büttner UW (1978) Parietal cortex (2v) neuronal activity in the alert monkey during natural vestibular and optokinetic stimulation. Brain Res 153:392−397
13. Büttner U, Henn V, Oswald HP (1977) Vestibular-related neuronal activity in the thalamus of the alert monkey during sinusoidal rotation in the dark. Exp Brain Res 30:435−444
14. Calmeil LF (1824) De l'épilepsie, étudiée sous le rapport de son siège et de son influence sur la production de l'aliénation mentale. Thèse, Paris.
15. Cantor FK (1971) Vestibular-temporal lobe connections demonstrated by induced seizures. Neurology (Minneap) 21:507-516
16. Carpenter MB, McMaster RE (1963) Disturbances of conjugate horizontal movements in the monkey. II. Physiological effects and anatomical degeneration resulting from lesions in the medial longitudinal fasciculus. Arch Neurol 8:347−368
17. Carpenter MB, Strominger NL (1965) The medial longitudinal fasciculus and disturbances of conjugate horizontal eye movements in the monkey. J Comp Neurol 125:41−66
18. Crum-Brown A (1874) On the sense of rotation and the anatomy and physiology of the semicircular canals of the internal ear. J Anat Physiol 8:327−331
19. Deecke L, Schwarz DWF, Fredrickson JM (1973) The vestibular thalamus in the Rhesus monkey. Adv Otorhinolaryngol 19:210−219
20. Deecke L, Schwarz DWF, Fredrickson JM (1974) Nucleus ventroposterior inferior (VPI) as the vestibular thalamic relay in the Rhesus monkey. I. Field potential investigation. Exp Brain Res 20:88−100
21. Delasiauve LJF (1854) Traité de l'épilepsie. Masson, Paris
22. Ewald JR (1892) Physiologische Untersuchungen über das Endorgan des Nervus octavus. Bergman, Wiesbaden
23. Flourens P (1830) Expériences sur les canaux semicirulaires de l'oreille dans les oiseaux. Mém Acad R Sci 9:455−466
24. Flourens P (1842) Recherches sur les conditions fondamentales de l'audition. Mémoire présenté à l'Académie royale des sciences dans la séance du 27 décembre 1824. In: Recherches expérimentales sur les propriétés et les fonctions du système nerveux dans les animaux vertébrés, 2ème éd. Baillière, Paris, pp 438−453
25. Foerster O (1936) Sensible corticale Felder. In: Bunke O, Foerster O (Hrsg) Handbuch der Neurologie, Bd VI. Springer, Berlin, S 358-448
26. Fredrickson JM, Figge U, Scheid P, Kornhuber HH (1966) Vestibular nerve projection to the cerebral cortex of the Rhesus monkey. Exp Brain Res 2:318−327
27. Fredrickson JM, Kornhuber HH, Schwarz DWF (1974) Cortical projections of the vestibular nerve. In: Kornhuber HH (ed) Vestibular system. Springer, Berlin Heidelberg New York (Handbook of sensory physiology, vol VI/1, pp 565-582)
28. Gernandt BE (1949) Response of mammalian vestibular neurons to horizontal rotation and caloric stimulation. J Neurophysiol 12:173−184
29. Gildenberg PL, Hassler R (1971) Influence of stimulation of the cerebral cortex on vestibular nuclei units in the cat. Exp Brain Res 14:77−94
30. Giorgio AM di (1956) La physiologie des voies centrales. In: L'appareil vestibulaire, P.U.F., Paris, pp 119−139
31. Goltz F (1870) Ueber die physiologische Bedeutung der Bogengänge des Ohrlabyrinths. Pflügers Arch Ges Physiol 3:172−192
32. Greiner GF, Collard M, Conraux C, Picart P, Rohmer F (1967) Recherche de potentiels évoqués d'origine vestibulaire chez l'homme. Acta Otolaryngol (Stockh) 63:320−329
33. Hawrylyshyn PA, Rubin AM, Tasker RR, Organ LW, Fredrickson JM (1978) Vestibulothalamic projections in man − a sixth primary sensory pathway. J Neurophysiol 41:394−401
34. Hitzig E (1898) Der Schwindel (Vertigo). In: Nothnagel H (Hrsg) Specielle Pathologie und Therapie, Bd XII/2. S 1-101
35. Högyes A (1913) Über den Nervenmechanismus der assoziierten Augenbewegungen. Ann Akad Wiss, Budapest 1881 (ungarisch). Deutsche Übersetzung: Urban & Schwarzenberg, Berlin Wien
36. Janz D (1969) Die Epilepsien. Thieme, Stuttgart
37. Jongkees LBM (1953) Über die Untersuchungsmethoden des Gleichgewichtsorgans. Fortschr Hals-Nas-Ohrenheilkd 1:1-147

38. Karbowski K (1961) Les centres corticaux influencent-ils les fonctions énergétiques de l'appareil vestibulaire? Acta Neurol Psychiatr Belg 61:554-557
39. Karbowski K (1966) Experimenteller Vestibularisschwindel bei Gesunden und bei Epilepsiekranken. Schweiz Arch Neurol Neurochir Psychiatr 102:71–78
40. Karbowski K (1971) Vestibularapparat und hirnelektrische Aktivität. Huber, Bern Stuttgart Wien
41. Karbowski K (1973) Einfluß der Labyrinthstimulation auf das EEG. Z EEG–EMG 4:193–200
42. Katsuki Y, Uchiyama H, Totsuka G (1954) Electrical responses of the single hair cell in the ear of fish. Proc Imp Acad (Tokyo) 30:248–255
43. King WM, Precht W, Dieringer N (1978) Convergence of vestibular and frontal cortical input in the region of the interstitial nucleus of Cajal. Pflügers Arch Supplt 373:72
44. Koch C (1963) Riposte elettroencefalografiche dopo stimolazione vestibolare. Riv Med Aeronaut Spaz 26:245–272
45. Lang J, Orban L (1962) Vestibulogene Epilepsie. Monatsschr Ohrenheilkd 96:344–346
46. Ledoux A (1958) Les canaux semi-circulaires. Thèse, Bruxelles
47. Ledoux A (1960) L'activité bioélectrique du nerf du canal semicirculaire au repos et sous l'effet des différents stímuli utilisés en clinique humaine. Confin Neurol 20:196–207
48. Leidler R (1923) Der Schwindel. In: Alexander G, Brunner H, Marburg O (Hrsg) Handbuch der Neurologie des Ohres. B I. Urban & Schwarzenberg, Berlin Wien, S 553-558
49. Leiri F (1927) Über den Schwindel. Z Hals-Nas-Ohrenheilkd 17:392–402
50. Liedgren SRC, Schwarz DWF (1976) Vestibular evoked potentials in thalamus and basal ganglia of the squirrel monkey (Saimiri sciureus). Acta Otolaryngol (Stockh) 81:73–82
51. Liedgren SRC, Kristensson K, Larsby B, Ödkvist LM (1976) Projection of thalamic neurons to cat primary vestibular cortical fields studied by means of retrograde axonal transport of horseradish peroxidase. Exp Brain Res 24:237–243
52. Liedgren SRC, Milne AC, Rubin AM, Schwarz D, Tomlinson R (1976) Representation of vestibular afferents in somatosensory thalamic nuclei of the squirrel monkey (Saimiri sciureus). J Neurophysiol 39:601–612
53. Löwenstein O, Sand A (1936) The activity of the horizontal semicircular canal of the dogfish, scyllium canicula. J Exp Biol 13:416–428
54. Mach E (1875) Grundlinien der Lehre von den Bewegungsempfindungen. Engelmann, Leipzig
55. Magnin M, Kennedy H (1979) Anatomical evidence of a third ascending vestibular pathway involving the ventral lateral geniculate nucleus and the intralaminar nuclei of the cat. Brain Res 171:523–529
56. McMasters RE, Weiss AH, Carpenter MB (1966) Vestibular projections to the nuclei of the extraocular muscles. Degeneration resulting from discrete partial lesions of the vestibular nuclei in the monkey. Am J Anat 118:163–194
57. Menière P (1861) Mémoire sur les lésions de l'oreille interne donnant lieu à des symptômes de congetion cérébrale apoplectiforme. Gaz Méd Fr 16:597–601
58. Mettler FA (1935) Corticofugal fiber connections of the cortex of Macaca mulatta. The frontal region. J Comp Neurol 61:509–542
59. Mickle WA, Ades HW (1954) Rostral projection pathway of the vestibular system. Am J Physiol 176:243–246
60. Molinari GA (1962) Modificazioni dell'attivita elettrica dei nuclei vestibolari net gatto in seguito a stimolazione del lobo temporale. 50. Tagung der italien Oto-Rhino-Laryng Gesellsch, Milano
61. Molinari GA, Mingrino S (1974) Cortical evoked responses to vestibular stimulation in man J Laryngol Otol 88:515–522
62. Molnar L (1959) Die Bedeutung der Labyrinthimpulse in der Spontan- und Krampftätigkeit der Großhirnrinde. Arch Psychiatr Nervenkr 198:554–573
63. Münter M, Götze W, Krokowski G (1964) Telemetrische EEG-Untersuchungen während rotatorischer Vestibularisreizung. Dtsch Z Nervenheilkd 186:137-148
64. Muskens LJJ (1934) Das supravestibuläre System bei den Tieren und beim Menschen . N. V. Noord-Hollandsche Uitgeversmaatschappij, Amsterdam
65. Niedermeyer E (1954) Über die kortikale Vertretung des vestibulären Systems. Klin Med (Wien) 9:118–121

66. Ödkvist LM, Rubin QM, Schwarz DWF, Fredrickson JM (1973) Vestibular and auditory cortical projection in the guinea pig (Cavia porcellus). Exp Brain Res 18:279–286
67. Ödkvist LM, Rubin AM, Schwarz DWF, Fredrickson JM (1973) Vestibular cortical projection in the rabbit. J Comp Neurol 149:117–120
68. Ödkvist LM, Schwarz DWF, Fredrickson JM (1974) Projection of the vestibular nerve to the area 3a arm field in the squirrel monkey (Saimiri sciureus). Exp Brain Res 21:97–105
69. Ödkvist L, Larsby B, Fredrickson JM (1975) Projection of the vestibular nerve to the SI arm field in the cerebral cortex of the cat. Acta Otolaryngol (Stockh) 79:88–95
70. Ödkvist LM, Liedgren SRC, Larsby B, Jerlvall L (1975) Vestibular and somatosensory inflow to the vestibular projection area in the post cruciate dimple region of the cat cerebral cortex. Exp Brain Res 22:185–196
71. Orban L, Lang J (1963) Zur Pathogenese der vestibulogenen Epilepsie. Psychiatr Neurol Basel 146:193–198
72. Penfield W (1957) Vestibular sensation and the cerebral cortex. Ann Otol Rhinol Laryngol 66:691–698
73. Penfield W, Jasper H (1954) Epilepsy and the functional anatomy of the human brain. Little Brown, Boston, pp 114–115
74. Petroff AE (1955) An experimental investigation of the origin of efferent fiber projections to the vestibular neuroepithelium. Anat Rec 121:352–353
75. Pfaltz CR (1965) L'épreuve vestibulaire galvanique. Acta Otorhinolaryngol Belg 19:367–373
76. Pompeiano O, Walberg F (1957) Descending conncetions to the vestibular nuclei. An experimental study in the cat. J Comp Neurol 108:465–503
77. Purkinje J (1820) Beiträge zur näheren Kenntnis des Schwindels aus heautognostischen Daten. Med Jahrb (Wien) 6:79–125
78. Purkinje J (1827) Über die physiologische Bedeutung des Schwindels und die Beziehung desselben zu den neusten Versuchen über die Hirnfunctionen. In: Rusts Magazin ges. Heilkunde, Berlin, p. 284–310
79. Rasmussen GL, Gacek RR (1958) Concerning the question of an efferent fibre component of the vestibular nerve of the cat. Anat Rec 130:361–362
80. Rossi G, Cortesina G (1963) Research on the efferent innervation of the inner ear. J Laryngol Otol 77:202–233
81. Roucoux-Hanus M, Boisacq-Schepens N (1974) Projections vestibulaires au niveau des aires corticales suprasylviennes et postcruciées chez le chat anesthésié au chloralose. Arch Ital Biol 122:60–76
82. Roucoux-Hanus M, Boisacq-Schepens N (1977) Ascending vestibular projections: further results at cortical and thalamic levels in cat. Exp Brain Res 29:283–292
83. Sala O (1965) The efferent vestibular system. Acta Otolaryngol [Suppl] (Stockh) 197:1–34
84. Salamy J, Potvin A, Jones K, Landreth J (1975) Cortical evoked responses to labyrinthine stimulation in man. Psychophysiology 12:55-61
85. Schneider RC (1978) Neuroanatomical studies of cerebral hemisphere tumors: A theory concerning the relationship of the association areas and pathways to space sickness. Clin Neurosurg 25:21–56
86. Schwarz DWF, Fredrickson JM (1974) The clinical significance of vestibular projection to the parietal lobe; a review. Can J Otolaryngol 3:381–392
87. Spiegel EA (1931) Hirnrindenerregung (Auslösung epileptiformer Krämpfe) durch Labyrinthreizung (Versuch einer kortikalen Lokalisation des Labyrinths). Wien Klin Wochenschr 44:952
88. Spiegel EA (1967) Anatomy and physiology of the cortical projections of the labyrinth. In: Spector M (ed) Dizziness and vertigo. Grune & Stratton, New York London, pp 25–38
89. Stauder KH (1934) Epilepsie und Vestibularapparat. Arch Psychiatr Nervenkr 101:739-761
90. Szentágothai J, Rajkovits K (1958) Der Hirnnervenanteil der Pyramidenbahn und der prämotorische Apparat motorischer Hirnnervenkerne. Arch Psychiatr Nervenkr 197:335–354
91. Tarlov E (1969) Rostral projections of the primate vestibular nuclei. An experimental study in macaque, baboon and chimpanzee. J Comp Neurol 135:27–56
92. Tissot SA (1770) Traité de l'épilepsie, faisant le tome troisième du traité des nerfs et de leurs maladies. Chapuis, Lausanne, Didot, Paris

93. Trincker D (1957) Bestandspotentiale im Bogengangssystem des Meerschweinchens und ihre Änderungen bei experimentellen Cupula-Ablenkungen. Pflügers Arch 264:351−382
94. Walzl EM, Mountcastle V (1949) Projection of vestibular nerve to cerebral cortex of the cat. J Physiol 159:595
95. Wodak E (1953) Physio-pathologische Probleme des menschlichen Vestibularapparates. Fortschr Hals-Nas-Ohrenheilkd 1:166-263
96. Young LR, Dichgans J, Murphy R, Brandt Th (1973) Interaction of optokinetic and vestibular stimuly in motion perception. Acta Otolaryngol (Stockh) 76:24−31

Semiologie des Schwindels.
Untersuchung des Vestibularapparates

Carl Rudolf Pfaltz

Plötzlich oder allmählich auftretende Hörstörungen werden den Patienten meistens veranlassen, direkt den Rat eines Ohrenarztes einzuholen; akute Störungen des Gleichgewichtssinnes verursachen jedoch häufig eine derartige Beeinträchtigung des Allgemeinbefindens, daß in dieser zuweilen äußerst dramatischen Situation zuerst der Hausarzt und Nichtspezialist konsuliert wird. Aus diesem Grunde ist es auch für den Arzt für Allgemeinmedizin, den Internisten und Neurologen von großer Wichtigkeit, sich mit einigen Grundkenntnissen der Pathogenese, Symptomatologie, Diagnose und Therapie von Störungen des statoakustischen Systems vertraut zu machen. Hör- und Gleichgewichtssystem sind beide anatomisch dermaßen eng miteinander verbunden, daß eine isolierte Betrachtungsweise der vestibulären Symptomatologie verfehlt ist. Deshalb sollte in der Sprechstunde bei Erwähnung des Leitsymptoms „Schwindel" nicht nur nach Ausfallssymptomen seitens des Gleichgewichtssystems, sondern auch nach demjenigen einer Hörstörung gesucht werden.

Anamnese

Die Grundlage der neurootologischen Diagnostik bildet eine exakt und gezielt aufgenommene Anamnese.
Schwindel- und Gleichgewichtsstörungen können bedingt sein durch eine *pathologische Sinnesreizeingabe* seitens des visuellen, vestibulären oder propriozeptiven Systems; ferner durch eine *pathologische Sinnesreizintegration* seitens der genannten drei Systeme, durch eine Bewußtseinstrübung sowie durch eine Störung der Stütz- oder Bewegungsmotorik.

Pathologische visuelle Sinnesreizeingabe kann durch Doppelbilder oder Refraktionsanomalien verursacht werden. Die Folge ist eine visuelle Orientierungsstörung.

Pathologische propriozeptive Sinnesreizeingabe kann verursacht werden durch periphere Läsionen:
— Trauma,
— Entzündung,
— Demyelinisierungsprozesse.

Die *pathologische Integration propriozeptiver Sinnesreize* kann bedingt sein durch folgende zentrale Läsionen:
- Enzephalitis,
- multiple Sklerose,
- Intoxikation.

Eine gestörte Körperstatik und -motorik (Ataxie) sind die Folgen.

Eine *pathologische vestibuläre Sinnesreizeingabe* kann bedingt sein durch:
- labyrinthäre Funktionsstörung,
- neurale Läsion

Dadurch wird eine *vestibuläre Orientierungsstörung* verursacht, die sich subjektiv durch *Schwindel* äußert.

Eine *inadäquate Integration vestibulärer Sinnesreize* kann auftreten bei
- organischen Veränderung des ZNS
- vaskulären Erkrankungen des ZNS,
- traumatischer Schädigung des ZNS,
- degenerativen Prozessen innerhalb des ZNS,
- Intoxikationen,
- psychoorganischen Veränderungen.

Dadurch können sowohl Schwindel als auch Gleichgewichtsstörungen im Sinne einer echten vestibulären Orientierungsstörung verursacht werden.

Bewußtseinstrübungen können ebenfalls schwindelähnliche subjektive Sensationen auslösen.

Die bei der *Aufnahme der Anamnese* zu beachtenden *Leitsymptome* sind den Tabellen 1 u. 2 zu entnehmen.

Tabelle 1. Bei der Anamnese zu beachtende Leitsymptome und Differentialdiagnosen

Leitsymptom:		Differentialdiagnose:
Schwerhörigkeit	einseitig	Hörsturz
Tinnitus	akut	Akustikusneurinom
ohne Schwindel	ein-/beidseitig	Otosklerose
	progressiv	Innenohrläsion
Schwerhörigkeit	einseitig	
Tinnitus	– fluktuierend	– Morbus Menière
	– progressiv	– Akustikusneurinom
mit Schwindel	beidseitig	– zerebro-vaskuläre Insuffizienz
	intermittierend	

Tabelle 2. Anamnese

Leitsymptom:		Differentialdiagnose:
Schwindel	einmaliger schwerer Anfall	einseitiger Vestibularisausfall
ohne Tinnitus und	mehrmalige Anfälle	vertebrobasiläre Insuffizienz
Hörstörung	progressiver Schwindel	peripher – ototoxisch,
		zentral – vaskulär
	lageabhängiger Schwindel	labyrinthär – zervikal – zentral

Die Skala der subjektiven Schwindelgefühle ist außerordentlich groß. Die Tabellen 3–6 orientieren über Art, Besonderheiten und diagnostische Bedeutung des *Leitsymptoms Schwindel.*

Tabelle 3

Leitsymptom:	Lokalisation der Störung:
Drehschwindel	labyrinthär, selten retrolabyrinthär
Schwank-Lift-Schwindel	labyrinthär und zentral vestibulär
Lateropulsion	einseitig labyrinthär – retrolabyrinthär
Taumeligkeit (Trümmel)	beidseitig labyrinthär, zentral-multisensorisch
Benommenheit	zentral-extravestibulär
Bewußtseinstrübung	zentral-extravestibulär
Doppelbilder	okulomotorische Störung
Verschwommensehen	Refraktionsanomalie, Hirnstammischämie
„Blackout"	Orthostase

Tabelle 4

Leitsymptom Schwindel: Dauer:	Verdachtsdiagnose:
persistierend	Laybrinthausfall retrolabyrinthäre Läsion – toxisch – vaskulär – entzündlich – degenerativ
Anfallsweise	> 5 min: M. Menière < 5 s: Hirnstammischämie
Fluktuierende Unsicherheit	ZNS-Läsion (multisensorische Störung)

Tabelle 5

Leitsymptom Schwindel: Provoziert durch:	Verdachtsdiagnose:
Lageänderung (dynamisch)	Lagerungsschwindel labyrinthär – paroxysmal
bestimmte Lage (statisch)	Lageschwindel retrolabyrinthär (zentral-vestibulär)
Kopfdrehung	Zervikalsyndrom
– Reklination	vertebrobasiläre Insuffizienz
rasches Aufstehen	Orthostase

Tabelle 6

Leitsymptom Schwindel: Begleitsymptome:	Begleitsymptome und Verdachtsdiagnose:
einseitige Schwerhörigkeit und	Menière (fluktuierend)
Tinnitus	Brückenwinkeltumor (progressiv)
Gangstörung	ZNS-Läsion (multisensoriell)
Nausea	peripher-zentrale vestibuläre Störung
Erbrechen ohne Nausea	Hirndrucksteigerung
depressive Verstimmung	psychiatrisches Leiden
Wesensveränderung	psychoorganische Symptome (vaskulär – Tumor)

Aus den *subjektiven Angaben* des Patienten lassen sich gewisse Schlüsse auf den Sitz der vestibulären Funktionsstörung ziehen (Tabelle 7 u. 8).

Tabelle 7. Auf eine periphere vestibuläre Funktionsstörung deutende subjektive Symptome

- Drehschwindel
- Lateropulsion
- Unsicherheit
Vorausgesetzt daß diese Symptome
- anfallsweise auftreten und
- von Schwerhörigkeit begleitet oder
- durch Lageänderung ausgelöst oder
- mit Ohrfluß und Fazialisparese kombiniert sind

Tabelle 8. Auf eine zentrale vestibuläre Funktionsstörung deutende subjektive Symptome

- wiederholte Schwindelanfälle kurzer Dauer (< 5 s)
- Schwindel mit „drop attacks",
- Schwindel mit Doppelbildern,
- Schwindel mit Bewußtseinstrübung,
- fluktuierende Gleichgewichtsstörung ohne Nausea

Die *Vestibularisprüfung* umfaßt: neben der *Anamnese:*
1. Die vestibulospinalen Reflexe,
2. die Untersuchung auf spontane Augenbewegungen,
3. die Untersuchung auf provozierte Augenbewegungen,
4. die Untersuchung induzierter Augenbewegungen.

Vestibulospinale Reflexe

Diese Untersuchung umfaßt die Prüfung des Standes mit geschlossenen Augen (Romberg), die Gangprüfung, den Tretversuch nach Unterberger, den Zeigeversuch sowie den Positionsversuch.

Grundregel: Verlagerung des Körperschwerpunktes zur Seite des unterliegenden Labyrinthes bzw. zur Seite der vestibulären Läsion nach Ausschaltung der visuellen Kontrolle.

Merke: Zentrale Kompensationsvorgänge verwischen das klinische Bild, sodaß diese Prüfung in erster Linie in der akuten Phase einer vestibulären Funktionsstörung von diagnostischer Bedeutung ist.

Untersuchung auf spontane Augenbewegungen

Diese Untersuchung muß unbedingt mit der Frenzel-Brille durchgeführt werden, damit der Einfluß der optischen Fixation auf spontan in Erscheinung tretende Augenbewegungen untersucht werden kann.

Der *vestibuläre Spontannystagmus* wird durch Fixation abgeschwächt, der *Blickrichtungs- und Blicklähmungsnystagmus* tritt nur bei Blick zur Seite (30°) auf, der *Fixationsnystagmus* tritt ausschließlich bei Fixationsintention auf und verschwindet nach Lidschluß (Synonyme: Pendelnystagmus, kongenitaler Nystagmus, Amblyopen-Nystagmus). Der sog. latente Fixationsnystagmus tritt nur bei monokulärer Fixation auf.

Bei der *Beurteilung eines Spontannystagmus* muß auf folgendes geachtet werden:
— Unterscheidung einer raschen und langsamen Nystagmuskomponente,
— Schlagrichtung der raschen Komponente (bezeichnend für die Nystagmusrichtung),
— Intensität (Frequenz und Amplitude),
— Assoziation — Dissoziation der Nystagmusschläge (vgl. Blickrichtungs- u. Blicklähmungsnystagmus),
— Zeitlicher Ablauf des Nystagmus: persistierend oder transitorisch.
— Intensitätsgefälle — Ermüdbarkeit.

Folgende *extravestibuläre Faktoren* können den vestibulären Nystagmus erheblich beeinflussen:
— Fixation,
— Willkürliche Augenbewegungen,
— Lidschluß,
— Wachheitszustand,·
— Alter,
— Tabak, Alkohol, Drogen (zentrale Enthemmung des vestibulären Systems).

Der vestibuläre Spontannystagmus ist der Ausdruck eines gestörten Gleichgewichtes innerhalb des vestibulären Systems. Er schlägt in der Regel zur gesunden Seite bzw. in Richtung der primären Vestibulariszentren, deren Aktivität erhöht ist. Ein vestibulärer Spontannystagmus kann sowohl peripherer als auch zentraler Genese sein.

Blickrichtungs- und Blicklähmungsnystagmus sind Folge einer Störung innerhalb des willkürlichen Blicksystems. Er tritt nur beim Blick zur Seite auf, in der Regel in Richtung der Läsion. In schweren Fällen ist er *dissoziiert,* d.h. die Bewegungen eines Auges hinken hinter denjenigen des anderen nach oder weisen eine unterschiedliche Schlagform auf. Dieser Typus spontaner Augenbewegungen wird ausschließlich bei Hirnstamm- und Kleinhirnläsionen beobachtet, bei multipler Sklerose handelt es sich häufig um ein Frühsymptom.

Fixationsnystagmus: Das okuläre System hat u.a. die wichtige Aufgabe, daß bei Fixation eines Gegenstandes dieser stets im Bereiche der Makula der Netzhaut abgebildet wird. Es handelt sich dabei um die Leistung eines Rückkopplungsmechanismus, der sich im Rahmen des retinookulären Reflexbogens abspielt. Dieser Reflex kann entweder peripher (Retina) oder zentral (subkortikale Blickzentren und deren Verbindungen zu den Augenmuskelkernen) gestört werden. In einem solchen Fall treten bei Fixation eines Gegenstandes innerhalb des Gesichtsfeldes unregelmäßige oder pendelnde Augenbewegungen in Erscheinung, welche keine rasche und langsame Komponente erkennen lassen; daher auch die Bezeichnung *Pendel- oder „undulierender" Nystagmus.* Im Gegensatz zum vestibulären Nystagmus verstärkt jede Fixationsintention Amplitude und Frequenz dieser spontanen Augenbewegungen; Lidschluß hebt sie in der Regel vollständig auf.

Der *Fixationsnystagmus* kann *angeboren* sein, daher das Synonym *kongenitaler Nystagmus.* Es handelt sich dabei nicht um den Ausdruck einer schweren funktionellen Störung innerhalb des okulären Systems, sondern um eine leichte funktionelle Ano-

malie. Der *erworbene Fixationsnystagmus* kann jedoch Ausdruck einer Hirnstamm-
läsion sein (Syringobulbie).

Untersuchung auf provozierte Augenbewegungen

Wie bei der Prüfung auf Spontannystagmus muß auch bei der Untersuchung auf Vorliegen eines *vestibulären Provokationsnystagmus* die Frenzel-Brille verwendet werden.
Es werden folgende Nystagmustypen unterschieden:

1. *Kopfschüttelnystagmus* (gelockerter Spontannystagmus);

2. *Lagenystagmus:* Es handelt sich dabei um ein rein statisch ausgelöstes Symptom,
denn nicht der Lagewechsel, sondern die Kopfstellung bzw. die Körperlage an sich lösen
diesen Nystagmus aus.

3. *Lagerungsnystagmus:* Es handelt sich um ein dynamisch ausgelöstes Symptom
wobei folgende Faktoren als Auslösungsmechanismen eine Rolle spielen können:
— kinetische und statische Beeinflussung der vestibulären Rezeptoren,
— passive Torsion der Halswirbelsäule und Stimulation der Rezeptoren in den Halswirbel-
  gelenken bzw. in der tiefen Halsmuskulatur,
— Beeinflussung der Durchblutung in den basalen Hirnarterien (vertebrobasiläre Zirkula-
  tion).

Bei der Beurteilung des vestibulären Provokationsnystagmus sind folgende Kriterien
zu beachten:
— Latenz
— Zeitablauf: transitorisch oder persistierend,
— Ermüdbarkeit.

Es werden verschiedene Erscheinungsformen des Lage- und Lagerungsnystagmus unterschieden (Tabelle 9 u. 10).

Tabelle 9. Einteilung des Lagenystagmus

1. Richtungsbestimmt	Spontannystagmus (peripher-zentral)
2. Richtungswechselnd	
regelmäßig	zentral-vestibulärer
persistierend	Provokationsnystagmus
unermüdbar	
3. Richtungswechselnd	
regellos	zentral-vestibulärer
persistierend	Provokationsnystagmus
unermüdbar	

Untersuchung der induzierten Augenbewegungen

Über die Durchführung der Prüfung des vestibulookulären Reflexes orientiert Tabelle
11–14.

Die experimentelle Prüfung des optokinetischen Reflexes umfasst:
— Blickfolgetest,
— foveale Stimulation,
— peripher-retinale Stimulation.

Tabelle 10. Einteilung des Lagerungsnystagmus

1. Richtungsbestimmt regelmäßig, transitorisch, mit Latenz ermüdbar	„benigner" paroxysmaler „peripherer" vestibulärer Provokationsnystagmus
2. Richtungswechselnd regellos, persistierend, ohne Latenz unermüdbar	zentraler, vestibulärer Provokationsnystagmus

Tabelle 11. Die experimentelle Prüfung des vestibulookulären und optokinetischen Reflexes (induzierter Nystagmus)

Ziel:	Topodiagnose der vestibulären Störung
Diagnostischer Aussagewert:	Als Einzelergebnis beschränkt – im Rahmen des neurootologischen Gesamtbildes erheblich

Tabelle 12. Thermische Labyrinthprüfung

Thermische Stimulation 30 °C und 44 °C · getrennte, einseitige Stimulation der horizontalen Bogengänge, Reizgröße nicht quantifizierbar, Reiz unphysiologisch	Aussage: – einseitige Unterfunktion des Labyrinthes (horizontaler Bogengang) oder – Richtungsüberwiegen des thermisch induzierten Nystagmus, – Wegfall der Fixationssuppression = zentrale Störung

Tabelle 13. Akzeleratorische Labyrinthprüfung

Positive und negative akzeleratorische Stimulation Trapezoidale-trianguläre sinusoidale Reizmuster, Reizgröße quantifizierbar (Winkelbeschleunigung $°/s^2$) simultane Reizung beider Labyrinthe, physiologischer Stimulus	Aussage: – globale Reizantwort beider Labyrinthe verunmöglicht seitengetrennte Beurteilung der Labyrinthfunktion, – Richtungsüberwiegen – Dysrhythmie = qualitatives Merkmal zentraler vestibulärer Störung

Tabelle 14. Galvanische Prüfung

Galvanische Stimulation: monaural-unipolar von Endorgan und peripherem Neuron (de- und Hyperpolarisation) Reizgröße quantifizierbar (mA) Reizantwort (per- und poststimulatorischer Nystagmus) hängt ab von Anzahl intakter peripherer Neurone	Aussage: seitengetrennte Differenzierung zwischen Endorgan – retrolabyrinthärer Läsion: – labyrinthäre Läsion: Reizantwort normal – retrolabyrinthäre Läsion: Nystagmus-Schwellenanstieg – überschwellige Stimulation: verzögertes Umkehrphänomen = zentrale Funktionsstörung

Die Untersuchung des optokinetischen Nystagmus (OKN) ist von großer diagnostischer Bedeutung. Über die Interpretation der Untersuchungsergebnisse orientiert Tabelle 15.

Tabelle 15. Prüfung des optokinetischen Systems

Sitz der Läsion	Optokinetische Reizantwort	
Okzipitales Sehzentrum:	Richtungsüberwiegen → Läsion	
Frontales Sehzentrum:	Déviation conjugée → Normalseite	
	− bilaterale Koordinationsstörung des optokinetischen Nystagmus	
	− irreguläre Blickfolgebewegungen	
Subkortikales Blickzentrum Mittelhirn:	ipsilateraler vertikaler	OKN. pathologisch
Subkortikales pontines Blickzentrum:	ipsilateraler horizontaler	OKN. pathologisch

Zusammenfassung

Hör- und Gleichgewichtsstörungen, die auch in der Sprechstunde des Allgemeinpraktikers verhältnismäßig häufig vorkommen, müssen im Sinne einer Triage-Untersuchung abgeklärt werden. Hierfür sind keine aufwendigen technischen Einrichtungen notwendig, sondern lediglich die Durchführung folgender Untersuchungen:
− die Aufnahme einer gezielten Anamnese,
− die Untersuchung der vestibulospinalen Reflexe,
− die Untersuchung auf spontane Augenbewegungen, wobei eine Frenzel-Brille oder ein Augenspiegel zum Nachweis eines Nystagmus genügen,
− die Untersuchung auf Vorliegen eines Provokationsnystagmus,
− die Durchführung einer Hörprüfung (Flüster- und Konversationssprache) mit zusätzlicher Stimmgabelprüfung (Rinne und Weber).
Die Ergebnisse dieser Untersuchungen werden auch den Nicht-Spezialisten in die Lage versetzen, bei einer großen Anzahl seiner Patienten die cochleovestibuläre Symptomatologie richtig zu deuten und die weiteren diagnostischen Abklärungs- sowie Behandlungsmassnahmen zu veranlassen.

Literatur

1. Baloh RW, Honrubia V (1979) Clinical neurophysiology of the vestibular system. Davis, Philadelphia
2. Henriksson NG, Pfaltz CR, Torok N, Rubin W (1972) A synopsis of the vestibular system. Sandoz Monographs, Basel
3. Meran A, Pfaltz CR (1979) Der akute Vestibularisausfall. Aktuel Neurol 6:27−38
4. Meran A, Rohner Y, Pfaltz CR (1978) Zur Symptomatologie und Diagnostik der vestibulären Funktionsstörungen nach Schädel-Hirn-Trauma. In: Kellerhals B (Hrsg) Aktuelle Probleme der Otorhinolaryngologie, Bd. 1. Huber, Bern Stuttgart Wien, S 133−144

Der otologische Patient und der Schwindel

Markus Neiger

Der Ohrenarzt hat bei Patienten, die ihn wegen Schwindel aufsuchen, zwischen zwei großen Patientengruppen zu unterscheiden: zwischen jenen, die eine otologische Anamnese und einen pathologischen Trommelfellbefund aufweisen, und jenen andern, die ein normales Trommelfell haben.

Während die erste Gruppe nur kurz behandelt werden soll, wollen wir uns mit der zweiten etwas eingehender befassen, da diese den Neurologen und Otologen als Spezialärzte aber sehr oft auch den Allgemeinpraktiker als erstbehandelnden Arzt aufsuchen.

Schwindel und pathologischer Trommelfellbefund (Tabelle 1)

— Wenn auch die Labyrinthitis als Komplikation einer akuten Otitis media heutzutage sehr selten ist, gilt es dennoch daran zu denken, wenn diese Otitis während einer Grippe Schwindel verursacht. Als Pathogenese wird ein Durchwandern von Toxinen oder eine virale Infektion angenommen, nicht aber eine bakterielle Form. Dementsprechend sind auch die therapeutischen Möglichkeiten gering.

    — Viel öfter ist auch noch in unseren Tagen die Labyrintharrosion bei einem Mittelohrcholesteatom mit dem bekannten Fistelsymptom anzutreffen. Die epitympanalen Cholesteatome sind vor allem wegen der Symptomenarmut gefährlich: gelegentlich etwas

Tabelle 1. Schwindel mit Trommelfeldbefund

Otitis media acuta	→	Labyrinthitis
Otitis media chronica	→	Cholesteatom
		↓
		Labyrintharrosion
Otitis media chronica	→	Ohrtropfen
		↓
		toxische Labyrinthose
laterobasale Schädelfraktur		

fötider Ohrfluß mit nur geringen Beschwerden, kaum eine Schwerhörigkeit. Die Schwindelbeschwerden sind oft nur diskret. Die Cholesteatommassen ersetzen die Gehörknöchelchen, die sie durch Lyse abgetragen haben, die Fistel im horizontalen Bogengang ist durch die Cholesteatommatrix dicht verschlossen, und nur ein Sog oder Druck von außen führt zu einem kurzfristigen Schwindel. Durch die Stoffwechselprodukte aus der entzündlichen Perimatrix geht das Labyrinth zuerst und die Cochlea später langsam zugrunde. Jedoch kann ein akuter Infekt im Cholesteatom zu einer akuten, bakteriellen Labyrinthitis mit den stürmischen Symptomen eines Labyrinthausfalles führen. Dann allerdings kommt jede Therapie für Labyrinth und Gehör zu spät. Es gilt daher, den Patienten vorher, bevor es zur Labyrintharrosion gekommen ist, der Operation zuzuführen. Ein Fistelsymptom ist immer als dringliche Operationsindikation zu betrachten, auch der andern endokraniellen Komplikationsmöglichkeiten wegen. —

— Leider viel zu oft sehen wir Patienten, die uns mit Schwindelbeschwerden aufsuchen nach zu langem Gebrauch von Ohrtropfen, die wegen Ohrfluß bei chronischer Mittelohrentzündung verschrieben wurden und ototoxische Antibiotika enthielten. Das ototoxische Medikament gelangt durch die Trommelfellperforation ins Mittelohr, in Kontakt mit der runden Fenstermembran und diffundiert in die Schnecke. Dabei gehen Gehör und Labyrinth langsam zugrunde. Die Schwindelbeschwerden sind demzufolge, d.h. wegen der stetigen zentralen Kompensation, nur gering. Die Therapie kommt meist zu spät, da Arzt und Patient dem Symptom Schwindel zu wenig Aufmerksamkeit schenken.

Schwindel bei erhaltenem, normalen Trommelfell (Tabelle 2)

In diesem Kapitel wollen wir die Differentialdiagnose stellen zwischen Morbus Menière, akutem cochleovestibulärem Ausfall (als Hörsturz bezeichnet, wenn nur die Cochlea befallen ist, als Neuronitis vestibularis, wenn nur das Labyrinth in Mitleidenschaft gezogen ist) und schließlich dem Kleinhirnbrückensymptom mit der wohl frequentesten aber nicht einzigen Diagnose des Akustikusneurinoms. Der Ausdruck Neuronitis vestibularis für einen akuten Vestibularausfall wird zu Recht angegriffen, da das Krankheitsbild wohl kaum von einer -itis des Neurons ausgeht, sondern viel eher der Ätiologie des Hörsturzes nahesteht. Er hat sich aber hier in Bern eingebürgert, steht für ein klar umschriebenes Krankheitsbild, so daß ich dieser Nomenklatur treu bleiben möchte.

Auf den ersten Anhieb, so scheint es wenigstens, sollte die Differentialdiagnose keine Schwierigkeiten bereiten. Bei jedem Krankheitsbild handelt es sich um einen klar umschriebenen Symptomkomplex, eine Verwechslung scheint wenig wahrscheinlich. In der Praxis hingegen sind die Grenzen oft verwischt und nur eine Vielzahl von Untersu-

Tabelle 2. Schwindel bei normalem Trommelfell

Morbus Menière
akuter Cochleovestibulärer Ausfall
    Hörsturz
    Neuronitis vestibularis
Kleinhirnbrückensyndrom
    Akustikneurinom

---

chungen erlauben schließlich die Diagnose. Wir wollen vorerst jedes Krankheitsbild einzeln definieren, dann die entsprechenden Ergebnisse einer otoneurologischen Untersuchung jedem Krankheitsbild zuordnen, zusätzliche Untersuchungsmethoden erwähnen und schließlich den Wert dieser Befunde analysieren. Ganz zum Schluß wird noch kurz zur Therapie Stellung zu nehmen sein.

Morbus Menière (Tabelle 3)

Der Morbus Menière ist eine periphere Erkrankung des gesamten Cochleovestibularapparates, bedingt durch eine Hydrops der Labyrinthflüssigkeit vergleichbar dem Glaukom. Die Ursache des Hydrops ist umstritten. Nach Stupp scheint sich allerdings die Hypothese

Tabelle 3. Morbus Menière

Ort:	peripher
Ätiologie:	Hydrops
Symtpome:	anfallsweiser Schwindel
	kochleäre Perzeptionsschwerjörigkeit
	Ohrensausen

einer Resorbtionsstörung im Bereiche des Saccus endolymphaticus zu festigen, da einerseits tierexperimentell durch Zerstörung des Saccus ein Hydrops erzeugt werden konnte und andererseits bei Menière-Patienten histologische Veränderungen des Saccusepithels nachgewiesen wurden. Seine Symptome sind: Anfallsweiser Schwindel von mehreren Stunden Dauer. Der Anfall kann täglich, wöchentlich, monatlich oder seltener erfolgen. Eine Häufung der Anfälle ist im Frühjahr und Herbst zu verzeichnen. Der Schwindel ist heftig, fast immer von Nausea und Erbrechen begleitet. Eine kochleäre Perzeptionsschwerhörigkeit verstärkt sich während des Anfalls, nimmt sukzessive zu, betrifft zu Beginn oft nur die tiefen Frequenzen und dehnt sich mit der Zeit gleichmäßig auf das ganze Frequenzspektrum aus. Eine Besserung des Gehörs während des Anfalls wird als Lermoyez-Syndrom bezeichnet. Das Ohrensausen als drittes obligates Symptom ist eher tieffrequent, hat oft kurz vor dem Anfall ein Crescendo, wie eine Aura, und wird nach dem Anfall meist wieder leiser.

Neuronitis vestibularis

Die Neuronitis vestibularis (Tabelle 4) betrifft für uns definitionsgemäß das periphere Vestibularorgan. Das Gehör ist ebenfalls definitionsgemäß nicht beteiligt. Sowie es aber

Tabelle 4. Neuronitis Vestibularis

Ort:	peripher
Ätiologie:	vasculär? viraler Infekt der Sinneszellen?
Symptom:	akuter Schwindelanfall

einen Hörsturz mit vestibulärer Beteiligung gibt, kann es auch zu einer Neuronitis vestibularis mit Hörbeteiligung kommen. Dann allerdings sprechen wir nicht mehr von einer Neuronitis vestibularis, sondern von einem akuten cochleovestibulären Ausfall. Die Ätiologie ist umstritten. Oft findet man in der Anamnese unmittelbar vorher einen Infekt der oberen Luftwege, weshalb eine virale Genese als möglich erachtet wird. Wie beim Hörsturz scheint aber die vaskuläre Genese eher im Vordergrund zu stehen. Pfaltz kommt nach seinen Untersuchungen auf eine differenziertere Ätiologie, in der mehrere primäre Ursachen schließlich zu Mikroszirkulationsstörungen führen, die sowohl auf das Endorgan als auch auf das Neuron oder die Vestibulariskerne wirken können. Autoimmunstörungen stehen seit neuem ebenfalls zur Diskussion.

Der Schwindel setzt perakut ein, begleitet von Nausea und Erbrechen. Der Patient ist in Weltuntergangsstimmung. Liegt er nicht mäuschenstill im Bett, wirbelt die ganze Welt um ihn herum. Dies ist das typische Symptom des akuten Labyrinthausfalls. Langsam ebbt der Sturm ab, und je nach Alter des Patienten dauert es einige Tage bis Wochen, bevor der Patient wieder sicher auf seinen Beinen stehen kann. Die Spätfolgen entsprechen dem Erholungsgrad des kranken Labyrinthes und der zentralen Kompensation.

Akustikusneurinom

Das Akustikneurinom (Tabelle 5) schließlich hat seinen Sitz auf dem Nervus vestibularis, es ist ein Schwannom dieses Nervs. Es kann im inneren Gehörgang oder im Kleinhirnbrückenwinkel beginnen. Die Symptome hängen einerseits von seinem Sitz, andererseits

Tabelle 5. Akustikusneurinom

Ort:	retrocochleär
	innerer Gehörgang
	Kleinhirnbrückenwinkel
Ätiologie:	?
Symptome:	Sekundenschwindel − Schwindelanfall − Dauerschwindel
	retrocochleäre Schwerhörigkeit
	Ohrensausen (Pfeifen)

von seiner Größe ab und betreffen vorerst nur den VIII. Hirnnerven, später werden immer mehr Nerven der entsprechenden Region in Mitleidenschaft gezogen.

Das Gehör ist praktisch immer betroffen. Es handelt sich um eine retrocochleäre Schwerhörigkeit, die nicht zu verwechseln ist mit einer zentralen Schwerhörigkeit, deren Sitz ab den Akustikuskernen zentralwärts liegt. Meist sind vorerst nur die hohen Frequenzen betroffen, später das ganze Frequenzspektrum. Die Schwerhörigkeit nimmt langsam aber stetig zu, hörsturzähnliche Ausfälle sind aber ebenfalls bekannt. Die Schwindelerscheinungen können diskret sein oder aber akut verlaufen. Sind sie gering, so sind sie meist von kurzer momentaner Dauer, als Sekundenschwindel bezeichnet, aber in der Anamnese seit Monaten bekannt. Ohrensausen gehört fast obligat zum Symptomenkomplex, als Pfeifen oder Zirpen. Bei entsprechender Größe des Tumors werden zuerst der Trigeminus und der Fazialis mitbetroffen, erst viel später die IX.−XI. Hirnnerven.

Um die Differentialdiagnose zwischen Morbus Menière, Neuronitis vestibularis und Akustikusneurinom stellen zu können, müssen wir:
— uns der Anamnese bedienen,
— die Hörstörung als kochleär oder retrokochleär identifizieren,
— die Vestibularisstörung als peripher oder zentral erkennen.

Die Anamnese läßt uns im Stich, wenn es sich um einen ersten Menière-Anfall handelt. Die Trias ist zu Beginn sehr oft unvollständig. Der Hörverlust kann fehlen und dann ist das Krankheitsbild einer Neuronitis vestibularis täuschend ähnlich. Überhaupt kann bei der Menière-Krankheit über längere Zeit die Trias unvollständig sein, es kann ein fluktuierender Hörverlust vorliegen bei vollständig normaler Labyrinthfunktion, bis plötzlich der erste Schwindelanfall auftritt, genauso wie vorerst durch große Intervalle getrennte Schwindelattacken auftreten können, bevor eine Hörstörung feststellbar ist, besonders wenn die Hörprüfung im freien Intervall durchgeführt wird. Anamnestisch läßt sich deshalb der Unterschied zwischen Menière und Neuronitis oft nur durch den Verlauf aufdecken. Beim Akustikusneurinom führen Gleichgewichtsstörungen nur in 49% den Patienten zum Arzt, während Hörstörungen mit oder ohne Tinnitus in 90% der Fälle das erste vom Patienten bemerkte Symptom sind. Bei typischen Symptomen erlaubt allerdings die Anamnese oft sowohl bei der Menière-Krankheit wie bei der Neuronitis vestibularis, nie hingegen beim Akustikusneurinom die Diagnose festzulegen.

Welche Möglichkeiten haben wir, die Hörstörung als kochleäre oder retrokochleäre Perzeptionsstörung zu identifizieren?

Wir verfügen über das Reintonaudiogramm, das Sprachaudiogramm, das uns über das Sprachverständnis Auskunft gibt, über verschiedene supraliminäre Hörtests, wie der SISI-Test, bei dem das Differentialgehör für Amplitudenveränderungen geprüft wird, den Fowler-Test, bei dem subjektive Lautheit zwischen dem gesunden und kranken Ohr verglichen wird. Der Hörschwellenschwundtest nach Carhart, bei dem geprüft wird, wie lange ein Ton an der Schwelle gehört wird, d.h. ob eine pathologische Hörermüdung vorliegt, und schließlich die Stapediusreflexaudiometrie, bei der sowohl ein Recruitment, d.h. ein Lautheitsausgleich, als auch eine zu rasche Ermüdung gemessen werden können.

Wie sind all diese Hörprüfungen zu beurteilen?

Das Reintonaudiogramm zeigt zwar typische Kurvenverläufe in den klassischen Krankheitsverläufen, sie sind aber nicht nur beim Morbus Menière und beim Akustikusneurinom so gestaltet. Eine Baßtonschwerhörigkeit kann auch kongenital sein, eine Hochtonschwerhörigkeit kennt sehr viele Ätiologien, und eine Flachkurve kann beim Menière wie beim Neurinom vorhanden sein.

Hingegen ist ein ausgesprochener Diskriminationsverlust im Sprachaudiogramm, also ein schlechtes Sprachverständnis, vor allem wenn das Gehör im Reintonaudiogramm gemessen relativ gut ist, sehr verdächtig für ein Akustikusneurinom.

Ist der SISI-Text positiv, das Differentialgehör erhöht, nehmen wir eine kochleäre Schwerhörigkeit an, aber in 1/3 der Fälle kann auch beim Akustikusneurinom der Test positiv ausfallen.

Auch ein positiver Fowler-Test spricht für eine kochleäre Schwerhörigkeit, doch auch hier müssen wir mit 30—40% Falsch-Positiven rechnen.

Eine pathologische Hörermüdung ist typisch für eine retrokochleäre Schwerhörigkeit. Bei großen Akustikusneurinomen findet Fisch diese Hörermüdung in 78%, bei kleinen aber nur in 25%.

Zeigt der Stapediusreflex ein Metz-Rekruitment, nehmen wir eine kochleäre Schwerhörigkeit an, ist der Reflex aber pathologisch ermüdbar, handelt es sich um eine retrokochleäre Schwerhörigkeit, aber auch diese Untersuchung ist nicht zu 100% sicher, abgesehen davon, daß sich der Reflex nicht immer auslösen läßt.

Die Beurteilung der Resultate der Hörprüfungen ist wohl am ehesten mit einem Indizienprozeß zu vergleichen, und nur mehrere Tests, die entweder für einen kochleären oder retrokochleären Ursprung der Schwerhörigkeit plädieren, lassen den Untersucher, der als Geschworener funktioniert, das Urteil fällen. Je kleiner das Akustikusneurinom ist, desto weniger sprechen die Tests für eine retrokochleäre Störung, und bei großen Tumoren kann sogar wegen Durchblutungsstörungen eine kochleäre Schwerhörigkeit mit retrokochleärer Komponente vorgetäuscht werden.

Bei der Vestibularisprüfung lautet die Frage: „periphere oder retrocochleäre Störung?", wobei periphere Störung Morbus Menière oder Neuronitis vestibularis bedeuten würde, retrokochleäre Störung Akustikusneurinom. Eine retrokochleäre Störung kann von einer zentralen nur anhand der galvanischen Reizung unterschieden werden. Für die meisten bedeutet dies, daß da nur kalorisch und rotatorisch der Vestibularapparat untersucht wird, das Akustikusneurinom zentrale Vestibularisstörungen macht.

In der akuten Phase des Menière-Anfalles und zu Beginn der Neuronitis ist ein massiver Spontannystagmus zu beobachten, der beim Menière-Kranken vorerst als Reiznystagmus zum kranken Ohr, im abklingenden Anfall aber schon zum gesunden und bei der Neuronitis immer als Ausfallnystagmus zum gesunden Ohr schlägt.

Dieser Spontannystagmus läßt sich als Provokationsnystagmus meist auch im Intervall beim Morbus Menière und in der Erholungsphase der Neuronitis vestibularis nachweisen. Er schlägt dann zur gesunden Seite und ist immer horizontal.

Der Spontannystagmus des Akustikusneurinoms ist hingegen nicht seitenbestimmt. Er tritt als Blickrichtungsnystagmus auf, ist nicht nur horizontal, sondern auch vertikal und rotierend und gibt sich damit als zentral ausgelöster Nystagmus zu erkennen. Allerdings fand Fisch bei seinen Patienten in 44% einen richtungsbestimmten Lagenystagmus, so, wie er eigentlich für ein peripheres Geschehen typisch wäre.

Die Befunde der vestibulären Reizprüfungen, die kalorische und rotatorische Erregbarkeit hängen beim Morbus Menière von der Dauer der Krankheit und dem Zeitpunkt der Untersuchung ab, bei der Neuronitis vestibularis vom Abstand seit dem Auftreten der Krankheit. Einzig das Akustikusneurinom scheint eine große Konstanz aufzuweisen, die übrigens im Gegensatz zu den subjektiven Symptomen steht, da eine Unter- oder Unerregbarkeit in 75% der Fälle vorhanden ist und dies auch bei kleinen, auf den Gehörgang beschränkten Tumoren.

Die Unter- oder Unerregbarkeit beim Morbus Menière ist im Intervall geprüft von der Dauer, der Anzahl der gehabten Anfälle abhängig. Von einer normalen Erregbarkeit bis zur Unerregbarkeit sind im Prinzip alle Zwischenphasen möglich. Eine zentrale Kompensation oder sogar Überkompensation kann in gewissen Phasen aber auch ein Nystagmusüberwiegen, eine Präponderanz, vortäuschen und an eine zentrale Vestibularisstörung denken lassen. Dieses Phänomen findet sich in der Erholungsphase ebenfalls bei der Neuronitis vestibularis, bei der vorerst meist eine vollständige Unerregbarkeit gefunden wird.

Für sich allein geben also auch die Befunde der Vestibularisprüfung kein eindeutiges Verdikt.

Fassen wir deshalb in einer synoptischen Tafel (Tabelle 6) unsere differential-diagnostischen Erwägungen zusammen und erinnern wir uns noch einmal, daß wir wie in einem

Tabelle 6. Differentialdiagnose Morbus Meniere – Neuronitis vestibularis – Akustikneurinom

	Symptome	Gehörprüfungen	Vestibularisprüfungen
Morbus Menière	anfallsweise Schwindel Ohrensausen Schwerhörigkeit	Perzeptionsschwerhörigkeit tiefe Frequenzen oder Rekruitment positiv	Spontannystagmus zur kranken Seite, im Intervall zur gesunden Seite richtungsbestimmter Provokationsnystagmus normale oder verminderte kalorische Erregbarkeit
Neuronitis vestibularis	akuter Schwindelanfall mit langsamer Erholung normales Gehör kein Ohrensausen	normales Gehör	Spontannystagmus zur Gegenseite richtungsbestimmter Provokationsnystagmus Un-, später Untererregbarkeit kann sich erholen Präponderanz in der Erholung möglich (rotatorisch)
Akustikusneurinom	zunehmende Schwerhörigkeit mit hochfrequentem Tinnitus unbestimmte Schwindel progredient	Hochtonschwerhörigkeit Rekruitment negativ Diskriminationsverlust pathologische Hörermüdung	blickrichtungs- aber auch richtungsbestimmter Provokationsnystagmus Unter- oder Unerregbarkeit kalorisch Präponderanz rotatorisch möglich

Indizienprozeß vorzugehen haben, indem keinem der Befunde eine absolute Beweiskraft zukommt.

Eine Verwechslung zwischen Morbus Menière und Neuronitis vestibularis hat primär weder therapeutisch noch prognostisch schwere Folgen. Durch den Verlauf und Kontrolluntersuchungen kommen wir praktisch immer zu einer richtigen Diagnose.

Anders verhält es sich mit dem Akustikusneurinom. Dieses wächst, wenn auch langsam und verdüstert damit die Prognose einer Operation ohne Nebenwirkungen und die Prognose quoad vitam im allgemeinen. Wenn deshalb in der Anamnese zunehmende Schwerhörigkeit mit Tinnitus sowie Schwindelbeschwerden vorhanden sind, ist eine otoneurologische Untersuchung als am wenigsten eingreifende Untersuchung als erstes angezeigt. Tritt in den Testbatterien ein Überwiegen der retrokochleären Hörstörungen auf und ist zudem die Vestibularisstörung zentralen Ursprungs, müssen wir zu zusätzlichen Untersuchungsmethoden greifen, um die Diagnose zu erhärten. Dazu dienen uns einerseits Röntgenuntersuchungen des inneren Gehörganges, andererseits die Suche nach weiteren neurologischen Ausfällen. Vor allem suchen wir anhand des Cornealreflexes eine Läsion des Trigeminus, dann eine Asymmetrie der Fazialisfunktion. Der innere Gehörgang wird röntgenologisch durch die Aufnahme nach Stenvers und transorbital dargestellt. Eine Erweiterung ist in 77% der Fälle vorhanden. Schichtbilder sichern den Befund bei unklaren Befunden. Eine axiale Computertomographie deckt leider erst Tumoren auf, die mindestens einen Durchmesser von 1,5–2 cm haben. Sie hilft deshalb für die Frühdiagnose nicht viel und darf nicht dazu verleiten, die Diagnose fallen zu lassen, wenn klinisch ein berechtigter Verdacht vorliegt. Eine ausgedehnte otoneurologische Untersuchung ist zur Erfassung eines Akustikusneurinoms somit immer dann angezeigt, wenn eine progrediente Schwerhörigkeit mit oder ohne Tinnitus vorliegt und die Ätiologie dieser Schwerhörigkeit nicht von vorneherein feststeht, bei rezidivierendem Hörsturz mit oder ohne Schwindel und bei auffallend schlechtem Sprachverständnis mit entsprechend zu gutem Tongehör, wenn ferner die Anamnese und der klinische Befund nicht eindeutig für einen Morbus Menière oder eine Neuronitis vestibularis sprechen. Kleine Tumoren sind oft erst durch eine Meatocysternographie festzustellen, bei der durch Subokzipitalpunktion und spezielle Lagerung Kontrastmittel in den inneren Gehörgang gebracht wird.

Die Liquordiagnostik ist nur bei großen Tumoren aussagekräftig, bei kleinen ist der Eiweißgehalt meist nicht erhöht.

Zur Therapie möchte ich mich kurz fassen:

Daß das Akustikusneurinom chirurgisch entfernt werden muß, bedarf keiner weiteren Erläuterung, auch daß die Operation bessere Heilungserfolge bietet, wenn der Tumor klein ist, liegt auf der Hand. Über die Zugangswege infratemporal, translabyrinthär oder von okzipital her entscheidet der Chirurg. Erwähnenswert scheint mir die Tatsache, daß, wenn der Fazialis geopfert werden muß, dessen Funktion durch ein Transplantat von seinem Ursprung über den inneren Gehörgang ins Mittelohr rekonstruiert werden kann und daß, wenn technisch keine Transplantation am Kleinhirnbrückenwinkel möglich ist, die Fazialislähmung durch transfaziale Transplantate, Hypoglossus-Fazialis-Verbindungen oder Faszienzügelplastiken verbessert werden kann. Auf keinen Fall, so scheint mir, darf die Angst vor einer Fazialislähmung die Entfernung verzögern.

Die Neuronitis vestibularis bedarf nur in der akuten Phase einer Behandlung. Sie ist symptomatisch mit Antivertiginosa oder Sedativa. Bei älteren Patienten können in der Erholungsphase Medikamente zur Förderung der zerebralen Durchblutung verschrieben werden, wenn internmedizinisch keine Kontraindikationen vorliegen. Pfaltz empfiehlt ein spezielles vestibuläres und visuelles Training.

Außer im akuten Anfall, wo dieselbe Therapie wie bei der Neuronitis vestibularis angezeigt ist, bestehen beim Morbus Menière die mannigfaltigsten und sogar widersprüchlichsten Behandlungsvorschläge, die von der vollständigen Abstention bis zur Polypragmasie reichen. Sie können eingeteilt werden in dehydrierende Maßnahmen zur Behebung des Labyrinthhydrops in durchblutungsfördernde Maßnahmen, in sedierende Therapie und schließlich medikamentöse Labyrinthausschaltung.

Ist ein Patient der Schwindelanfälle wegen arbeitsunfähig und lassen sich diese medikamentös nicht beeinflussen, so ist eine chirurgische Behandlung angezeigt. In Frage kommt eine Dekompression und Dränage des Saccus endolymphaticus, eine Durchtrennung des Nervus vestibularis im inneren Gehörgang oder eine Labyrinthektomie, d.h. die Zerstörung des Labyrinthes. Die Indikationen zu diesen Eingriffen sind mit Rücksicht auf das Restgehör und die anatomischen Verhältnisse zu stellen.

Literatur

1. Burian K, Fanta H, Reisner H (1980) Neurootologie. Thieme, Stuttgart
2. House WF, Luetje ChM (1979) Akustictumors. University Park Press, Baltimore
3. Meran A, Pfaltz CR (1979) Der akute Vestibularisausfall. Aktuel Neurol 6:27−38
4. Spillmann T, Fisch U (1979) Die Frühdiagnose des Akustikusneurinoms. Aktuel Neurol 6:39−51
5. Stupp H (1979) Die Menièrsche Krankheit. Aktuel Neurol. 6:1−11

Der neurologische Patient und der Schwindel

Marco Mumenthaler

Schwindel ist ein subjektives Erlebnis, meist ein unangenehm empfundenes Beschwerdebild. Der Patient, der damit zu einem Arzt geht, weiß nicht um die Ursache des Schwindels, weiß also nicht, ob er zum Beispiel „neurologischer Patient" ist. Im Hinblick auf die Häufigkeit, mit welcher allerdings intrakranielle Erkrankungen zu Schwindelbeschwerden führen, sieht der Neurologe tatsächlich besonders häufig Patienten, die über Schwindel klagen. Im weiteren lokalisieren Patienten spontan die Ursache des Schwindels zu Recht in den Kopfbereich beziehungsweise in das „Gehirn" und suchen auch mit nicht neurologisch verursachten Schwindelbeschwerden oft primär den Neurologen auf. Dies hat zur Folge, daß gerade der Fachneurologe oft Patienten mit Schwindel zu sehen bekommt. Er ist deshalb verpflichtet, bei der Beurteilung solcher Fälle ein möglichst breites Spektrum an ätiologischen Assoziationen zu haben und auch solche Krankheitsbilder zu kennen, die ätiologisch in das Fachgebiet des Otologen, des Neurochirurgen oder des Internisten gehören. Grundsätzlich sollte der Patient mit Schwindelbeschwerden multidisziplinär beurteilt und behandelt werden, was in gewissen Institutionen zur Gründung einer „dizziness clinic" geführt hat [33].

Die Patienten mit Schwindel im Krankengut des Neurologen

Was bezeichnet der Patient als Schwindel?

Schwindel ist eine subjektive Sensation. Er ist das Gefühl einer gestörten räumlichen Beziehung des Körpers zu seiner Umgebung, einer Beeinträchtigung der im Zeitablauf sonst harmonischen, räumlich-dynamischen Relation zur Umwelt. Schwindel wird also dann empfunden, wenn:
- diejenigen Mechanismen, welche für eine angepaßte Haltung und Bewegung im Raume sorgen, Funktionsstörungen aufweisen,
- die jene Mechanismen in Gang setzenden Reize aus der Umwelt in ungewohnter Weise auftreten und nicht mehr verarbeitet werden können
- höhere kortikale Zentren oder psychische Momente störend auf die Integration der Umweltreize im Hinblick auf die Befindlichkeit im Raume einwirken.

Der deutsche Ausdruck *„Schwindel"* kommt vom althochdeutschen Swintilod beziehungsweise Swintilungo, was körperliche Schwäche, beziehungsweise ein Schwinden der Kräfte bedeutet. Der lateinische Ausdruck „*Vertigo*" kommt von vertere, das heißt drehen, ebenso das griechische „*εἰλιγγος*" von „*εἰλω*"; ich drehe mich. Ähnliche Bedeutung hat der italienische Ausdruck „*capogiro*", das Drehen des Kopfes. Auch der schweizerdeutsche Ausdruck „*Trümmel*" ist eine deverbative Bildung aus drumeln oder durmeln, im Kreise sich drehen. Im Französischen wird sowohl „*vertige*", vom lateinischen Ausdruck abgeleitet, wie „*étourdissement*" gebraucht, letzteres ebenfalls von tourner, drehen, abgeleitet. Der englische Ausdruck „*lightheadedness*" bringt besonders die schwebende Sensation, das nicht fest und sicher auf dem Boden stehen zum Ausdruck.

Ein Drehgefühl ist aber nur eine, wenn auch die am eindeutigsten zu beschreibende Empfindung, die vom Patienten als Schwindel bezeichnet wird. Die meisten Patienten brauchen den Ausdruck Schwindel im Sinne einer Sprachschablone und subsumieren darunter zahlreiche andere Sensationen. Es wird Aufgabe des Arztes sein, durch genaues Befragen und Hinhören zu analysieren, welche subjektive Empfindung der einzelne Patient mit dem Ausdruck Schwindel umschreibt. Im eigenen Krankengut waren es besonders oft die in Tabelle 1 aufgeführten Krankheitsbilder, bei welchen der Patient mit Angaben über Schwindel zum Neurologen kam. Zweifellos wird die Reihenfolge in einem nicht-neurologischen Krankengut eine andere sein.

Tabelle 1. Krankheitsbilder, bei welchen der Patient besonders oft beim Neurologen Klagen über Schwindel äußert (in der Reihenfolge der vom Autor geschätzten Häufigkeit)

- Drehschwindel bei (peripherer oder zentraler) vestibulärer Läsion
- Status nach Schädel-Hirn-Trauma
- Status nach Schleuderverletzung der Halswirbelsäule
- Orthostatischer Schwindel bei Präkollaps
- Vegetativer Schwindel
- Schwindel bei Hyperventilation
- Organisch-zirkulatorischer Schwindel (zum Beispiel bei Arteriosklerose)
- Bewußtseinsstörungen (zum Beispiel Petit-mal-Epilepsie oder Schläfenlappenepilepsie)
- Gehstörungen bei peripher-polyneuropathischen Affektionen, bei Hinterstrangläsionen oder zerebellären Erkrankungen
- Gehstörungen bei pyramidalen und extrapyramidalen Erkrankungen
- Neurotisch-psychogener Schwindel
- Intensiver Schmerz (vor allem Kopfschmerz)
- Doppelbilder, Nystagmus oder andere Sehstörungen

Wie häufig sind die einzelnen ätiologischen Ursachen des Schwindels in einem neurologischen Krankengut?

Im eigenen Krankgut der letzten 17 Jahre wurde als Hauptdiagnose oder als eine wichtige Nebendiagnose 2128mal Schwindel formuliert. Die hierbei vertretenen ätiologischen Formen sind in Tabelle 2 aufgeführt. Schwindel wurde also bei 3,4% der im gleichen Zeitraum untersuchten Patienten als eine der wesentlichen Beschwerden festgestellt. Der scheinbare Widerspruch zur Tabelle 1 geht darauf zurück, daß bei den schlußendlich diagnostizierten Erkrankungen der Tabelle 1 der hierbei vom Patienten gemeldete Schwindel nicht systematisch unter diesem Stichwort als Diagnose ausdrücklich aufgeführt wurde.

In einer „Schwindel-Klinik" in Chicago wurden die in Tabelle 3 aufgeführten Ursachen von Schwindel bei 100 Patienten festgestellt [33]. Auffallend oft wurden in die-

Tabelle 2. Häufigkeit und ätiologische Formen des Schwindels bei 2128 Patienten einer neurologisch-neurochirurgischen Poliklinik im Verlaufe der Jahre 1962 bis einschließlich 1978 (Herrn Dr. H. Zahler sei für die Zusammenstellung dieser Fälle herzlich gedankt)

Vestibulärer Schwindel	
Menière-Krankheit, typisch	114
Menière-Krankheit, atypisch beziehungsweise nicht präzisiert	156
Lermoyez-Syndrom	11
Neuronitis vestibularis	339
Vertigo epidemica	9
Vestibulariskrisen (Triggerlabyrinth)	44
Auf vaskulärer Basis	
Nicht näher präzisiert	315
Bei Arteriosklerosis cerebri	84
Bei arterieller Hypertonie	53
Apoplexia labyrinthi	17
Bei Intoxikationen	
Nikotinintoxikation	4
Nach Streptomycin	7
Nicht näher präzisiert	14
Nach Schädel-Hirn-Trauma	274
Bei Hyperventilationstetanie	287
Bei Spondylosis cervicalis	106
Im Rahmen des vegetativen Syndromes	205
Nach Infektionskrankheiten	11
Ungeklärt	78
Total	**2128**
(= 3,4% des Gesamtkrankengutes jener Periode)	

Tabelle 3. Ätiologische Diagnose bei 100 Patienten einer „Schwindel-Klinik" in Chicago. (Übersetzt aus [33])

Diagnose	Prozent
Periphere vestibuläre Erkrankungen	38
Hyperventilationssyndrom	23
Multiple sensorielle Defekte	13
Psychiatrische Störungen	9
Ungeklärt	9
Durchblutungsstörungen im Hirnstamm	5
Andere neurologische Erkrankungen	4
Kardiovaskuläre Störungen	4
Multiple Sklerose	2
Sehstörungen	2
Endokrine Erkrankungen	1
Übermäßige Beachtung normaler Empfindungen	1
(Die Summe überschreitet 100%, da 12 Patienten zwei Diagnosen hatten)	

sem Krankengut das Hyperventilationssyndrom als Ursache diagnostiziert. Die Diskrepanzen zum eigenen Krankengut ergeben sich aus der ganz unterschiedlichen Selektion der Patienten. Bei 91% dieser Gruppe konnte schließlich eine ätiologische Diagnose gestellt werden.

Die einzelnen Krankheitsbilder mit Schwindel im neurologischen Krankengut

Übersicht und Systematik

Die Einteilung des Schwindels kann nach ganz unterschiedlichen Kriterien erfolgen, zum Beispiel:
— subjektives Erleben,
— Auslösemechanismus,
— objektiver Untersuchungsbefund
— betroffenes Substrat etc.

Der Arzt muß all diese Kriterien zugleich berücksichtigen und aus der Interpretation die ätiologische Diagnose oder zumindest eine engere Differentialdiagnose ableiten. Sehr zahlreiche Publikationen beschäftigen sich mit der breitgefächerten Differentialdiagnostik der Schwindelzustände. Eine Reihe derselben ist im Literaturverzeichnis aufgeführt [3, 4, 18, 20, 24, 38, 44, 50, 52, 61, 65, 68, 89, 93, 97, 101, 102, 103, 110, 115, 116].

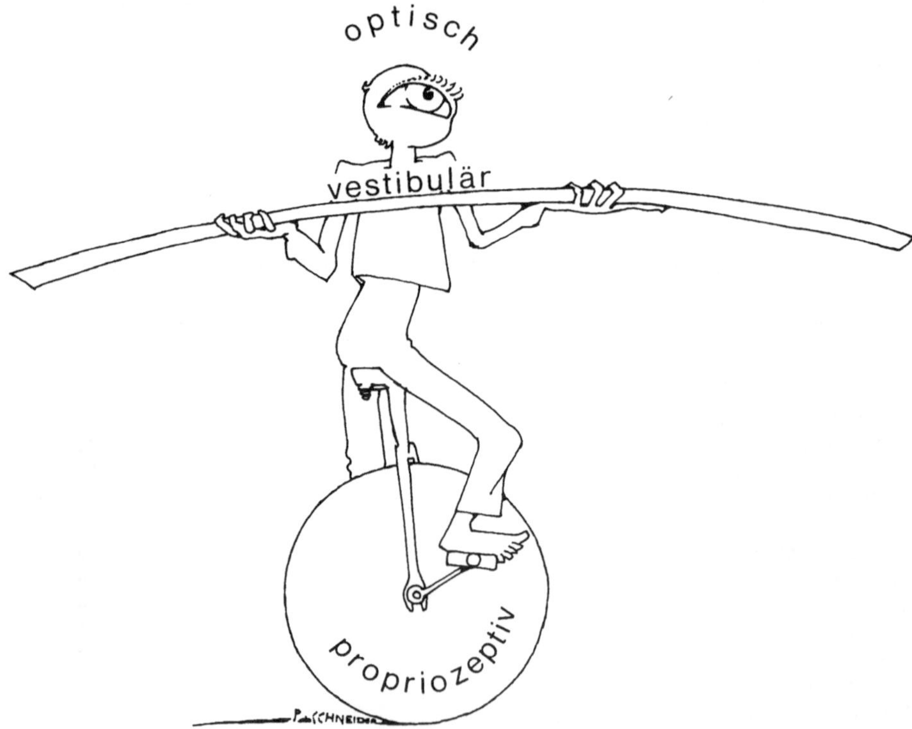

Abb. 1. Die drei Elemente, auf welchen die Aufrechterhaltung des *Gleichgewichtes* basiert

Es ist nützlich, wenn man sich daran erinnert, daß die harmonische und sichere Haltung und Bewegung im Raum auf drei Informationssystemen beruht, die uns über die Stellung unseres Körpers, über die Bewegungsabläufe und deren Auswirkung auf die Beziehung zum Raum orientieren:

— dem Vestibularapparat,
— dem optischen System,
— den propriozeptiven Reizen.

Diese Informationsquellen sind die Voraussetzung, damit wir uns im Stehen und in der Bewegung sicher und angemessen verhalten. Diese Systeme wurden schematisch in Abb. 1 dargestellt. Im weiteren hängt unsere Bewegung im Raume auch von der Intaktheit und der guten Koordination der Motorik ab.

In den folgenden Abschnitten sollen die einzelnen Krankheitsbilder mit „Schwindel" wie sie in Tabelle 4 aufgeführt sind, im Detail besprochen werden. Mit Absicht wurden auch nicht „spezifisch neurologische" Erkrankungen zumindest erwähnt oder kurz umschrieben, weil sich in der Wirklichkeit der neurologischen Sprechstunde der Arzt immer wieder auch mit primär otologischen oder internistischen Schwindelursachen abgeben muß.

Tabelle 4. Systematik von Krankheitsbildern mit Schwindel (aus der Sicht des Neurologen)

1.	Schwindel bei Läsionen des peripher-vestibulären Apparates und des Nervus vestibulo-(cochlearis)
1.1	Menière-Krankheit
1.2.	Gruppe der Neuronitis vestibularis
	— Akuter rezidivierender Vestibularisschwindel
	— Vertigo epidemica
	— Gutartiger paroxysmaler Schwindel des Kindesalters
	— Akute isolierte Vestibularisstörung
1.3.	Positionsschwindel (positional nystagmus of benign paroxysmal type)
1.4.	Apoplexia labyrinthi
1.5.	Weitere Labyrinthaffektionen, zum Beispiel
	— Cogan-Syndrom
	— Eitrige Labyrinthitis
	— Toxische Labyrinthitis
	— Labyrinthfistel
1.6.	Läsionen des Nervus stato-(acusticus)
	— Durch Trauma
	— Durch Tumoren
	— Virale und infektiöse
	— Toxische
1.7.	Beidseitiger vollständiger (peripherer) Vestibularisausfall
2.	Schwindel bei Hirnstammprozessen
2.1.	Schwindel bei Hirnstamminsulten
2.2.	Raumfordernde Prozesse im Hirnstamm
	— Tumoren
	— Syringobulbie
2.3.	Multiple Sklerose
2.4.	Schädel-Hirn-Trauma
2.5.	Vertebrobasiläre Insuffizienz
	— Organisch-vasculopathisch
	— Basiläre Migräne
2.6.	Schleuderverletzung der Halswirbelsäule
3.	Schwindel bei Kleinhirnprozessen

Tabelle 4 (Fortsetzung)

---

4.   Okulär bedingter Schwindel
 - Doppelbilder
 - Dekompensierende Heterophorie
 - Falsche Korrekturen durch Brillengläser
 - Optokinetischer Nystagmus
 - Höhenschwindel ·
 - Psychooptisches Unbehagen
 - Halpern-Syndrom
 - Akutes Glaukom
5.   Andere, mit Schwindel einhergehende neurologische Krankheitsbilder
5.1. Gangstörungen
 - Störungen der sensiblen Afferenzen
 - Spastizität
 - Extrapyramidale Bewegungsstörung
5.2. Schwindel bei Epilepsie
 - Absenzen
 - Dämmerattacken
 - Aura
 - Vertigo epileptica
5.3. Vegetativer Schwindel
5.4. Schwindel bei widersprüchlichen Afferenzen
 - Reisekrankheit (Seekrankheit)
 - „Hexenhaus"
5.5. Schwindel bei neurologisch relevanten Intoxikationen, v.a.
 - Hydantoin
 - Phenobarbital
 - Alkohol
5.6. Übrige neurologische Affektionen
 - Zerebrale Zirkulationsstörungen
 - Psychische Erkrankungen
6.   Weitere, vorwiegend internistische Erkrankungen mit Schwindelbeschwerden
 - Kardiovaskuläre Affektionen
 - Blutkrankheiten
 - Hypoglykämien
 - Intoxikationen
 - Infektionskrankheiten mit Labyrinthbeteiligung
 - Lues
 - Hypothyreose

Schwindel bei Läsionen des Peripher-Vestibulären Apparates und des Nervus Vestibulo-(Cochlearis)

Die hierher gehörigen Erkrankungen sind im vorliegenden Band von Neiger eingehend dargelegt worden (S. 29). Hier sollen sie nur noch einmal im Sinne eines Überblickes kurz resumiert werden.

Die Menière-Krankheit [37, 44, 77, 98, 101, 104]

Es handelt sich um eine durch einzelne akute Drehschwindelepisoden charakterisierte Erkrankung. Menière selber sprach von „apoplectiforme" [77]. Sie betrifft vor allem

Menschen im Alter zwischen 30 und 50 Jahren. Dem einzelnen akuten Anfall gehen oft Ohrsensationen, wie von verstopftem Ohr, voraus. Ohrgeräusche sowie eine Gehörsabnahme begleiten den Anfall. Eine, mit jedem Anfall deutlichere Verminderung der Hörschärfe ist charakteristisch. Seltener verbessert der Anfall ein vorher zunehmend schlechter werdendes Gehör. Diese Form wurde als *Lermoyez-Syndrom* besonders abgegrenzt ("Le vertige qui fait entendre"). Der Schwindelanfall selber dauert nur wenige Minuten, selten mehrere Stunden. Er ist von größter Intensität, zwingt den Patienten sich anzuhalten, nicht selten auf den Boden abzuliegen und verursacht Übelkeit sowie meist Erbrechen. Dem akuten Anfall folgt eine oft stunden- oder gar tagelange Periode der vestibulären Übererregbarkeit. Im Anfall kann ein Nystagmus mit der raschen Komponente entweder vom betroffenen Vestibularapparat weg oder umgekehrt festgestellt werden [79], unmittelbar anschließend eine homolaterale vestibuläre Untererregbarkeit, später meist eine normale Erregbarkeit. Je länger die Krankheit dauert, desto häufiger findet sich eine zunehmende Verminderung der vestibulären Erregbarkeit und des Gehörs. Da der Befall bei etwa 90% der Fälle einseitig ist, realisiert der Patient letzteres allerdings oft gar nicht.

Gruppe der Neuronitis vestibularis (Akute Vestibulopathie oder akuter Vestibularisausfall [43, 44, 57, 65, 70, 78, 91, 101]

In diese Gruppe gehören aufgrund einer sehr ähnlichen Phänomenologie, nebst der Neuronitis vestibularis, der akute rezidivierende Vestibularisschwindel, die Vertigo epidemica und der gutartige paroxysmale Schwindel des Kindesalters. Auch die Bezeichnung akute isolierte Vestibularisstörung wird verwendet [94].

Bei der *Neuronitis vestibularis* tritt die Störung bei der Hälfte der Fälle nach einem vorausgegangenen uncharakteristischen Infekt, meist aus vollem Wohlbefinden heraus und sehr oft am Morgen beim Erwachen in Erscheinung. Es handelt sich um eine akute Drehschwindelattacke, wobei der Patient nicht stehen kann, Übelkeit verspürt oder seltener auch erbrechen muß. Wenn er völlig still im Bett liegt, ist er beschwerdefrei. Die kleinste Bewegung aber verursacht neue heftige Drehschwindelsensationen. Ohrgeräusche oder andere Ohrsensationen fehlen ganz. Die akute Phase, während welcher jede Bewegung gemieden wird, dauert manchmal Stunden, seltener 1–3 Tage. Dann wird der Vestibularapparat zunehmend mehr belastbar. Während Tagen aber, manchmal während Wochen, bleibt eine Überempfindlichkeit gegenüber Vestibularisreizen bestehen, ein sog. „Triggerlabyrinth". Rasche Kopfbewegungen oder Beschleunigungen führen noch zu unangenehmen Schwindelsensationen. Rezidive können ein bis mehrere Male, oft in Abständen von Jahren vorkommen. Meist werden Erwachsene im jüngeren oder mittleren Lebensalter befallen. Nur in der ersten akuten Phase ist ein Nystagmus festzustellen. Später läßt sich auch beim beschwerdefreien Patienten eine Störung der Labyrinthfunktion nachweisen, während das Gehör intakt ist. Wenn ein Schwindelanfall, wie er oben beschrieben wurde, in zeitlichem Zusammenhang mit einer bekannten Infektionskrankheit, bei allergischen Reaktionen, bei der Einnahme gewisser Medikamente oder mit der Einwirkung toxischer Substanzen (wie zum Beispiel größere Alkoholmengen) steht, spricht man auch von einer *akuten toxischen Labyrinthitis* [48].

Als Sondergruppe werden Fälle mit häufigen Rezidiven herausgehoben und als *akuter gutartiger rezidivierender Vestibularisschwindel* bezeichnet [99] und als Ausdruck eines Vasospasmus interpretiert.

Als *gutartiger paroxysmaler Schwindel des Kindesalters* [9, 22, 34, 42, 67] wird ein rezidivierender, in den ersten Lebensjahren auftretender akuter Drehschwindel bezeichnet, der wohl nicht grundsätzlich von der Neuronitis vestibularis des Erwachsenen abgetrennt werden kann [9]. Plötzlich empfinden die Kinder Schwindel, halten sich fest, können nicht mehr selbständig stehen oder gehen und klagen über Übelkeit. Selten erbrechen sie. Sie sind blaß und haben einen Nystagmus. Der einzelne Anfall dauert nur wenige Sekunden bis Minuten. Er wiederholt sich in sehr unterschiedlicher Häufigkeit: mehrmals pro Woche bis zu einem alle paar Monate, im Durchschnitt acht bis zehn pro Jahr. Die Vestibularisprüfungen fallen immer pathologisch aus (vergleiche auch S. 79).

Die *Vertigo epidemica* [28, 36, 48, 88], wie sie vor allem in Skandinavien beschrieben wurde, dürfte eine diskrete Form einer Hirnstammenzephalitis sein, mit Übergangsformen zu einer evidenten Enzephalitis. Hier setzt der akute Schwindel nach vorausgegangenen gastrointestinalen Symptomen oder Infekten der oberen Luftwege ein. Er ist oft von Kopfschmerzen und Asthenie begleitet. Man findet in der akuten Phase einen Nystagmus. Im Liquor können vermehrt Zellen nachgewiesen werden. Die Erkrankung dauert einige Wochen bis zu einigen Monaten und Heilung ist die Regel. In der akuten Phase findet sich ein Nystagmus vom zentralen Typ. Die Vestibularisprüfungen fallen später normal aus.

Positionsschwindel (Positional nystagmus of benign paroxysmal type) [23, 58, 66]

Diese Form des anfallsartigen Schwindels wurde früher auf eine gutartige Läsion eines Otolithapparates zurückgeführt. Heute spricht man auch von einer „Cupulolithiase" [90, 96], wobei Kalkdepots auf der Cupula dieselbe gegenüber der Schwerkraft anfälliger werden lassen. Die Drehschwindelbeschwerden treten auf, wenn der Kopf in einer bestimmten Stellung gehalten wird und können vom Untersucher auch entsprechend provoziert werden. Der Patient wird rasch aus der sitzenden Haltung in die Rückenlage zurückgelegt. Der Kopf wird vom Untersucher über den Bettrand hinaus um 30 Grad nach hinten und zugleich um 30–45 Grad auf eine Seite gedreht. Wenn das Ohr der befallenen Seite unten ist, tritt mit Latenz von einigen Sekunden Unwohlsein, Blässe und schließlich Drehschwindel auf. Man beobachtet einen Nystagmus mit rotatorischer Komponente auf die Seite des tieferliegenden Ohres hin. Die Symptome klingen rasch ab, um gelegentlich beim Wiederaufsitzen in milderer Form erneut in Erscheinung zu treten. Diese Form, bei der die Schwindelsensationen rasch abklingen, wird auch als *positional nystagmus II* bezeichnet. Nicht selten liegt eine leichte Ohrinfektion vor, oder es findet sich ein Trauma in der Vorgeschichte oder auch eine vertebrobasiläre Durchblutungsstörung beziehungsweise eine Kleinhirnaffektion. Die Beschwerden klingen spontan unter Sedativa ab. Beim *positional nystagmus I* [58] bleiben die Schwindelsensationen so lange bestehen, als die oben beschriebene Kopfstellung beibehalten wird. Hier schlägt der Nystagmus häufiger gegen das oben liegende Ohr. Hier können nebst den oben genannten Ursachen auch eine multiple Sklerose oder ein Tumor der hinteren Schädelgrube vorhanden sein. Bei beiden Typen allerdings findet sich in etwa der Hälfte der Fälle keine faßbare Ursache.

Apoplexia labyrinthi [78, 80, 101]

Man versteht darunter die akute Ischämie im Bereiche des Labyrinthes, also im Ausbreitungsgebiete der Äste der Arteria auditiva interna, vor allem der Arteria vestibularis und der Arteria vestibulocochlearis. Es handelt sich meist um ältere Patienten, bei welchen schlagartig akuter Drehschwindel auftritt, der während mehreren Tagen intensiv anhält und von einer mehrwöchigen Periode mit gesteigerter Schwindelbereitschaft bei Kopfbewegungen gefolgt wird. Initial findet sich Nystagmus, später ein nichterregbares Labyrinth auf der befallenen Seite. Wenn die Ischämie sich im Ausbreitungsgebiete der Arteria vestibulocochlearis abspielt, ist lediglich der vertikale Bogengang unerregbar und es findet sich ein Hörausfall für hohe Töne.

Weitere Labyrinthaffektionen

Lediglich erwähnt seien einige weitere Erkrankungen, bei welchen die Mitbeteiligung des Labyrinthes zu (akuten) Schwindelepisoden führen kann. Hierzu gehört zum Beispiel das *Cogan-Syndrom* [25, 40, 71, 113], bei welchem akute Drehschwindelattacken mit fortschreitender Gehörsabnahme und mit einer nicht-syphilitischen interstitiellen Keratitis verbunden ist. Wahrscheinlich liegt dem Krankheitsbild eine Arteriitis zugrunde.

Akuter Schwindel kann eine *Otitis media* mit *toxischer oder eitriger Labyrinthitis* begleiten, oder Folge einer *Labyrinthfistel* sein. Diese tritt postoperativ, bei Cholesteatom oder Schädeltrauma [47, 63] oder aus anderen Ursachen [67] auf, ist meist von einer Gehörstörung begleitet und durch einen operativen Eingriff behebbar. Sie kommt auch im Kindesalter vor [53].

Läsionen des Nervus vestibulo-(cochlearis) [Stato-(acusticus)]

Unter denjenigen Ursachen, die den Gleichgewichtsnerven schädigen, verursacht nur das *Trauma* eine akute Schädigung, also unter Umständen einen akuten Schwindel. Am häufigsten ist nach Schädeltraumata ein diffuser, nicht-systematisierter Schwindel und ein Lagerungsnystagmus infolge Labyrintherschütterung oder Läsion zentraler Hirnstammstrukturen. Ist der Nervus vestibularis bei Pyramidenfrakturen ausgefallen, tritt akut Schwindel auf sowie eine Falltendenz zur Herdseite. Oft besteht dann auch Taubheit und es findet sich eine Unerregbarkeit des Labyrinthes.

Bei *Tumoren,* besonders bei einem Tumor im Kleinhirnbrückenwinkel (am häufigsten ein Akustikusneurinom) [95, 112] wird der Nervus vestibularis nur langsam ausgeschaltet. Akuter Drehschwindel fehlt oft und es besteht vielmehr eine dauernde Unsicherheit und Falltendenz zur befallenen Seite. Nur 4 von 16 Patienten hatten als eindrückliches Symptom eigentliche Drehschwindelattacken [112]. In der Regel besteht Tinnitus und eine oft gleichzeitige zunehmende Schwerhörigkeit bis zur Ertaubung sowie ein horizontaler Nystagmus zur Gegenseite.

Virale beziehungsweise *toxisch-infektiöse Schädigungen* können nebst dem peripheren Vestibularapparat auch den Nervus vestibularis lädieren [101]. Im Einzelfall ist die genaue Lokalisation des Sitzes einer Läsion oft nicht eindeutig möglich. Zu dieser Gruppe gehören die Infektionen durch Zoster, dann aber auch vor allem durch das Mumps- und das Masernvirus, die Toxoplasmose [54] sowie den Typhus. Akuter Schwindel und oft akute vollständige Ertaubung können auftreten und können auch beidseitig sein.

Der beidseitige vollständige (periphere) Vestibularisausfall

Diese Situation wird am häufigsten als Folge einer schweren toxischen Vestibularisschädigung (zum Beispiel Streptomyzin), eines Virusbefalles (zum Beispiel Mumps), einer

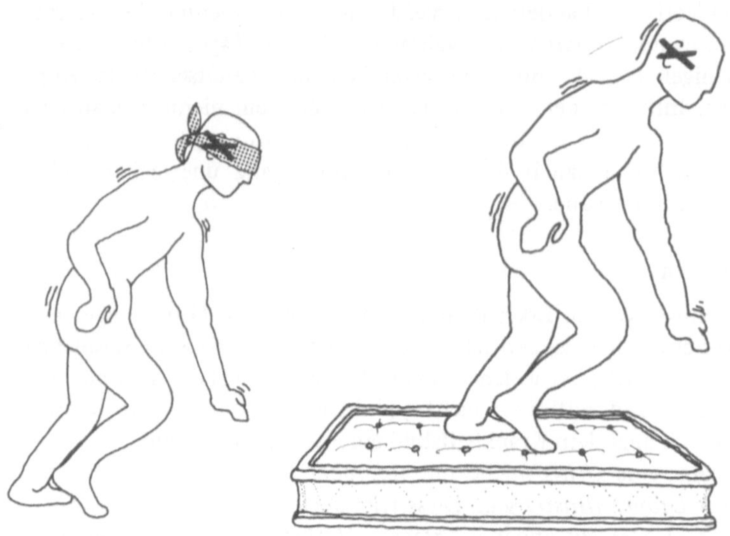

Abb. 2. Manifestwerden eines gestörten Gleichgewichtes bei (beidseitiger) Vestibularisstörung. **a** beim Gehen im Dunkeln beziehungsweise bei schlechter Sicht; **b** „Matratzentest". (Aus der Broschüre „Gangstörungen" mit Genehmigung der Ciba-Geigy GmbH Wehr)

basalen meningitischen Schädigung (zum Beispiel tuberkulöse Meningitis), einer beidseitigen Pyramidenfraktur oder eines beidseitigen Akustikusneurinoms (zum Beispiel bei Neurofibromatose von Recklinghausen) auftreten. Charakteristisch ist die Gleichgewichtsstörung bei höheren Ansprüchen an das Gleichgewicht, zum Beispiel beim Radfahren oder beim Gehen auf einem Balken. Eindrücklich ist vor allem die Unsicherheit, einerseits in der Dämmerung beziehungsweise im Dunkeln und andererseits bei unebenem beziehungsweise weichem Boden. Letzteres wird durch den sogenannten Matratzentest nachgewiesen, bei welchem der Patient auch bei offenen Augen nicht imstande ist, auf einer dicken weichen Matratze zu gehen (Abb. 2a u. b).

Schwindel bei Hirnstammprozessen

Hierher gehören eine Reihe von ätiologischen Gruppen, die zum Teil oben schon genannt wurden. So mag der Läsionsort der Vertigo epidemica zum Teil auch im Hirnstamm liegen und das Schädeltrauma setzt wohl auch hier einen Schaden. Die Abgrenzung gegenüber den rein peripheren Läsionen des Vestibularapparates ist also zum Teil etwas willkürlich.

Schwindel bei Hirnstamminsulten

Eine Erweichung im Hirnstamm bewirkt nur dann akuten Drehschwindel, wenn das Kerngebiet des Nervus vestibularis beziehungsweise seine Efferenzen mitbetroffen sind. Dies ist vor allem der Fall beim *Wallenberg-Syndrom* [83]. Diese Ischämie im Ausbreitungsgebiet der Arteria cerebelli posterior inferior (Abb. 3) betrifft meist Leute im höheren Lebensalter. Der Patient verspürt einen akuten Drehschwindel, kann nicht mehr stehen, erbricht oft und beschreibt oft spontan eine akut aufgetretene Heiserkeit sowie Schluck-

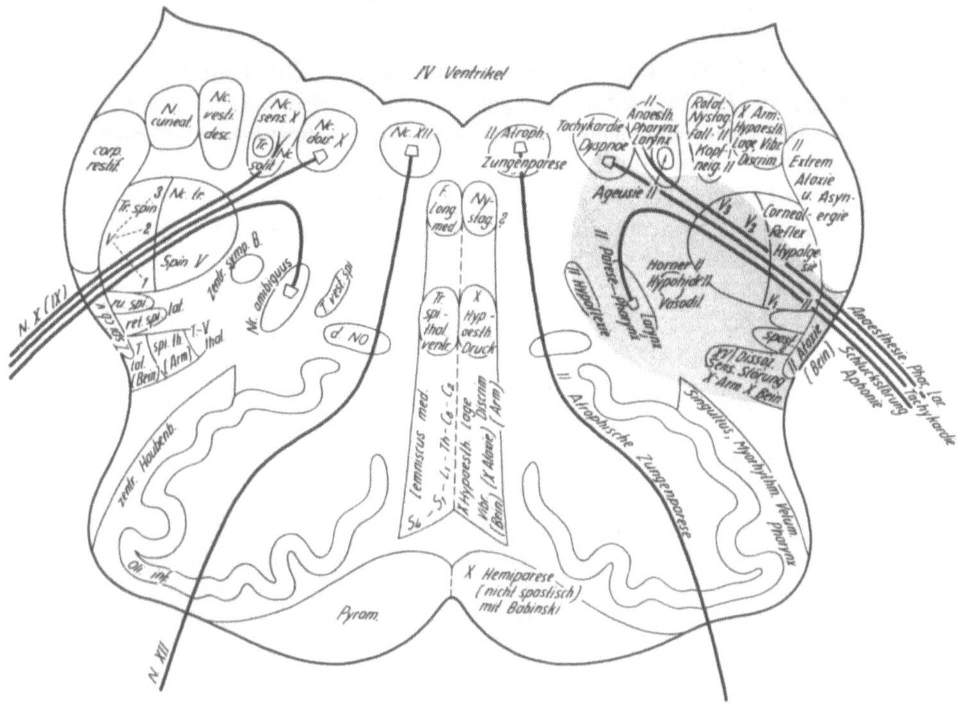

Abb. 3. Lokalisation der Erweichung im dorsolateralen Oblongatabereich beim Wallenberg-Syndrom. (Aus Mumenthaler M (1979) Neurologie, 6. Aufl., Thieme, Stuttgart)

störungen. Bei der Untersuchung finden sich: ein Nystagmus auf die Gegenseite der Läsion hin, ein homolaterales Horner-Syndrom sowie homolateral Paresen der Rachenhinterwand und des Gaumensegels mit einem Kulissenphänomen und einem Verziehen der Uvula auf die gesunde Seite hin. Ebenfalls homolateral zur Läsion besteht eine Stimmbandlähmung, ein Ausfall im Trigeminusbereich und eine Ataxie der Extremitäten. Kontralateral zum Herd findet sich an Rumpf und Extremitäten eine dissoziierte Sensibilitätsstörung. Während diese objektiven Ausfälle meist auch noch nach Jahren nachweisbar sind, klingen die subjektiven Beschwerden nach Wochen ab und ermöglichen eine normale Lebensführung. Basiläre Durchblutungsstörung siehe Seiten 48 u. 64.

Raumfordernde Prozesse

Unter den *Hirnstammtumoren* ist es vor allem das Hirnstammgliom, das unter anderem auch unbestimmte Schwindelbeschwerden, nicht aber einen akuten Drehschwindel verursacht. Progredienz der Symptome, andere Hirnnervenausfälle, Zeichen von Seiten der langen Bahnen sowie Hirndruckzeichen weisen auf diese Ätiologie hin. Ähnliches gilt für eine *Syringobulbie,* die aber sehr viel langsamer raumfordernd wirkt, praktisch immer auch eine dissoziierte Sensibilitätsstörung aufweist und nicht selten mit einer anatomischen Anomalie am kranzio-zervikalen Übergang einhergeht.

Multiple Sklerose [71, 75]

Bei der multiplen Sklerose sind Gleichgewichtsstörungen sehr häufig, gelegentlich Initialsymptom. Es handelt sich jedoch nur ganz ausnahmsweise, bei einem Herd in der lateralen dorsalen Oblongata, um eigentlichen Drehschwindel. Meist liegt eine unbestimmte Unsicherheit vor. Es ist oft kaum entscheidbar, wie weit ein Vestibularisausfall im Hirnstamm und wie weit Läsionen zerebellärer Strukturen beziehungsweise von Afferenzen im Rückenmark oder ein Pyramidenbahnbefall für die Gleichgewichtsstörungen und die Standunsicherheit des Patienten verantwortlich sind.

Schädel-Hirn-Trauma

Schwindel ist eine so gut wie regelmäßige Folge eines Schädel-Hirn-Traumas. In einem Krankengut von 321 Fällen hatten 34% der Patienten mit leichtem und 50% derjenigen mit einem mittelschweren Trauma Schwindel [14]. Meist liegt wohl eine gestörte Integration der labyrinthären Stimuli der beiden Seiten mit optischen und propriozeptiven Reizen vor. Es konnte tatsächlich auch nachgewiesen werden, daß solche Patienten durch kleine optische Reize beziehungsweise Destabilisierungen in ihrer Körperhaltung leichter als Gesunde beeinträchtigt werden [30]. Etwa 1/4 der Fälle weist das Bild des Lagenystagmus (s.o.) auf [56]. Besonders oft ist dies nach Pyramidenlängsfrakturen der Fall [8, 17]. Auf die posttraumatische perilymphatische Fistel, von wechselnden Gehörsstörungen begleitet [63], wurde oben schon hingewiesen.

Vertebrobasiläre Insuffizienz [41, 45, 46]

Die Diagnose einer vertebrobasilären Insuffizienz als Ursache von Schwindelbeschwerden wird sicherlich zu oft gestellt und nur allzu leicht als Sammeltopf für unbestimmt beschriebene oder schlecht verstandene, meist vage Beschwerden gebraucht. An Wahrscheinlichkeit gewinnt eine solche Diagnose, wenn die meist nicht systematisierten Schwindelbeschwerden bei älteren Patienten auftreten beziehungsweise, wenn entsprechende vaskuläre Risikofaktoren vorliegen. Eine weitere Stütze ist die Abhängigkeit der Beschwerden von bestimmten Kopfstellungen, bei welchen unter Umständen der Untersucher auch einen Nystagmus beobachten kann. Schließlich ist eine gewichtige Stütze das (intermittierende) Auftreten von Ausfallserscheinungen, wie periorale Parästhesien, kortikale Sehstörungen oder von Sturzanfällen (drop attacks). Bei 129 Patienten mit basilärer Durchblutungsinsuffizienz gaben 53 Gleichgewichtsstörungen als einziges Symptom an, weitere 47 als eines ihrer Symptome, 36% wiesen einen spontanen oder nach Provokation auftretenden Nystagmus auf [41].

Eine besondere Form vorübergehender vertebrobasilärer Durchblutungsinsuffizienz bei meist jüngeren Individuen stellt die *basiläre Migräne* dar [15]. Sie kann sich einmal sogar als wechselnder Hörverlust und Schwindel präsentieren [72]. Dort wo Schwindel ganz im Vordergrund steht, wurde auch von einer „vestibulären Migräne" gesprochen [85].

Schleuderverletzungen der Halswirbelsäule

Unsystematisierter Schwindel ist nach Schleuderverletzungen der Halswirbelsäule häufig. Er ist mit Wahrscheinlichkeit vor allem auf eine Reizung der periarteriellen sympathi-

schen Geflechte um die Arteriae vertebrales oder aber auf eine eigentliche Vertebralis-
läsion zurückzuführen [108]. Da allerdings bei Schleuderverletzungen auch ohne direktes
Schädeltrauma eine Mitbeteiligung der in der Schädelkalotte gelegenen Strukturen (Großhirn und Hirnstamm) vorliegen kann [86] ist auch ein ähnlicher Mechanismus wie bei
Schädel-Hirn-Trauma in Erwägung zu ziehen. Eine sorgfältige elektronystagmographische
Untersuchung bei 309 Patienten erbrachte bei 29% den Nachweis eines latenten Nystagmus und bei 57% waren die Ergebnisse der kalorischen Vestibularisprüfung pathologisch.
Im eigenen Krankengut korrelierte besonders intensiver Schwindel mit überdurchschnitt-
licher Dauer der posttraumatischen Beschwerden [105]. Die Therapie besteht anfänglich
in einer Ruhigstellung der Halswirbelsäule durch einen Filz- oder Plastikkragen sowie
in der Gabe von Antivertiginosa. Mit manipulativer Therapie haben wir schlechte Erfahrungen gemacht. Auf jeden Fall müssen die Patienten darauf vorbereitet werden, daß
Beschwerden über längere Zeit andauern können, ohne daß dies aber Grund zur Besorg-
nis darstellt.

Auch ohne Schleuderverletzung hat man bei Patienten mit unsystematisierten, meist
unbestimmten Schwindelbeschwerden und einer Zervikalspondylose eine kausale Bedeutung der Halswirbelsäulenveränderungen postuliert. Schwindel gehört ja zum Barré-Lieou-
Syndrom bei *Spondylosis cervicalis* [31, 92, 107, 109], ebenso aber zum Bild der trauma-
tisch verursachten *Migraine cervicale* bei Zervikalspondylose [5]. Die Annahme, daß propriozeptive Reize aus abnorm strukturierten beziehungsweise belasteten Strukturen der
Halswirbelsäule bei ihrer Integration im zentralen Nervensystem zu Schwindelsensationen
führen könnten, ist keineswegs absurd [11, 19]. Problematisch wird die Situation allerdings dadurch, daß einerseits unbestimmte Schwindelbeschwerden sehr zahlreiche Ursachen haben können und andererseits radiologisch nachweisbare spondylotische Veränderungen der Halswirbelsäule etwas außerordentlich häufiges sind: von 400 beschwerdefreien Exploranden im Alter zwischen 40 und 80 Jahren wiesen insgesamt 2/3 im Rönt-
genbild eine Osteochondrose auf. Unter Einschluß der Haltungsanomalien gar, waren nur
noch 17% der Röntgenbilder wirklich normal [106]. Im weiteren sind 58% aller Probanden, welche radiologisch eindeutige degenerative Veränderungen der Halswirbelsäule aufweisen, klinisch beschwerdefrei [87]. Die Postulierung eines Kausalzusammenhanges ist
also nicht ohne weiteres nur aufgrund eines pathologischen Röntgenbefundes zulässig. Immerhin werden therapeutische Konsequenzen gezogen und der Versuch manual-therapeu-
tischer Beeinflußung solcher Schwindelbeschwerden empfohlen [11].

2.4. *Schwindel bei Kleinhirnprozessen* [101]

Kleinhirnläsionen verursachen Hypotonie, Ataxie, Dysarthrie, Dysmetrie und Dysynergie.
Der Gang wird beeinträchtigt, der Patient fühlt sich auf den Beinen unsicher und bezeichnet dies nicht selten als „Schwindel". Bei einseitigen Kleinhirnläsionen werden Kopf und
Rumpf auf die Läsionsseite hingeneigt, beim Gehen wird der herdseitige (hypotone) Arm
vermehrt geschwungen und die herdseitigen Extremitäten ataktisch bewegt. Bei mehr
oder weniger symmetrischen Läsionen steht und geht der Patient breitbeinig ohne syste-
matisierte Seitenabweichung. Ein Spontannystagmus tritt bei reinen Kleinhirnläsionen
nicht auf. Hingegen beeinflußen Läsionen des Kleinhirns die Nystagmusantwort auf vestibuläre Reize. Wenn bei Kleinhirntumoren Schwindel und Nystagmus auftritt, dann ist der
Tumor meist in den Boden des 4. Ventrikels eingewachsen beziehungsweise übt hier
Druck aus [51].

Bei der familiären periodischen Ataxie kann die auftretende Unsicherheit vom Patienten selbst als intermittierender Schwindel bezeichnet werden [32].

2.5. *Okulär bedingter Schwindel* [12, 21, 27, 82]

Die visuelle Information stellt eine der drei Säulen dar, auf welchen die angemessene Stellung und Haltung im Raum, das Gleichgewicht also, sich stützen (vergl. Abb. 1). Störungen dieser Afferenz werden dementsprechend zu einer Beeinträchtigung des Gleichgewichtes führen und vom Betroffenen als Schwindel etikettiert werden. Bei Augenmuskelparesen mit *Doppelbildern* kommt es zu Schwindelsensationen, die beim Abdecken des paretischen Auges verschwinden. Beim Abdecken des gesunden Auges verschwinden zwar die Doppelbilder, nicht aber das Schwindelgefühl und das Vorbeizeigen. Schwindel kann bei *dekompensierenden Heterophorien* auftreten und wird von Kindern unter *Schielbehandlung* gemeldet. Durch *Brillengläser* kann Schwindelgefühl verursacht werden, sofern eine Überkorrektur vorliegt, ein Prismaeffekt oder die Korrektur bei starkem Astigmatismus zu einer Verschiebung beziehungsweise Verkrümmung der Linien führen. Ein korrekturbedingter *Größenunterschied der Bilder auf der Retina* — eine Aniseikonie — tritt besonders bei sehr unterschiedlichen Refraktionsanomalien der beiden Augen auf. Sie führt zu einer Störung der Orientierung im Raume und zu Schwindelgefühl. Ebenfalls an die optische Wahrnehmung gebunden ist der Schwindel, den manche Individuen im Rahmen des *optokinetischen Nystagmus* empfinden [1]. Bei vegetativ labilen Patienten tritt dann beim Blick aus dem fahrenden Zug oder beim Betrachten des vorbeirollenden Verkehrs eine Schwindelsensation mit leichter Übelkeit in Erscheinung. Auch der *Höhenschwindel* [1, 16, 21] ist nicht so sehr durch die Angst vor dem Stürzen verursacht, als vielmehr durch die ungewohnte Verlagerung des Fluchtpunktes aus dem Horizont in einen Ort unter dem eigenen Schwerpunkt, mit welchem perspektivisch eine kontinuierliche Verbindung besteht [1]. Fällt diese optische Verbindung weg, zum Beispiel beim Blick aus einem Flugzeug, tritt kein Schwindel auf. Man hat den Höhenschwindel auch als Ausdruck einer visuellen Destabilisation bezeichnet [16]. Als Folge moderner optical art — meist entsprechende Farben und Muster auf Tapeten und Teppichen — kann ein *psychooptisches Unbehagen* mit Schwindelsensationen auftreten. Beim *Halpern-Syndrom* [55], der sensomotorischen Induktion bei einseitiger Gleichgewichtsstörung [13], tritt akuter Schwindel, eventuell mit einem Sturzanfall auf, mit eindrücklicher Störung der Haltung und der Zielbewegungen. Diese akute, ätiologisch nicht eindeutig geklärte vestibulozerebelläre Funktionsstörung wird durch optische Reize stark beeinflußt: die Verschiebung der vertikalen und horizontalen Linien wird durch Betrachtung mit dem homolateralen Auge allein ausgelöst und durch das Vorsetzen eines Rotfilters vor dieses Auge noch verstärkt, hingegen durch ein Blaufilter gemildert. Beim *akuten Glaukom* sind Schwindel und Übelkeit nicht durch sensomotorische Störungen, sondern durch vegetative Irritation verursacht.

Andere, mit „Schwindel" einhergehende neurologische Krankheitsbilder [41, 44, 101]

Eine Reihe von neurologischen Erkrankungen sind von subjektiven Störungen und Empfindungen begleitet, die vom Patienten mit dem Ausdruck „Schwindel" belegt werden. Es sind dies vor allem Erkrankungen, die
— mit einer Beeinträchtigung des Gehaktes einhergehen,
— mit einem gestörten spatiotemporalen Erlebnis der Realität verbunden sind,

– von abnormen vegetativen Sensationen begleitet werden und
– schließlich einige weitere, vor allem durch zerebrale Zirkulationsstörungen charakterisierte Affektionen.

Gangstörungen

Die Unsicherheit bei gestörtem Ablauf des Gehaktes wird oft als Schwindel bezeichnet. Besonders häufig ist dies bei *Störungen der sensiblen Afferenzen* der Fall. Hierzu gehören die Polyneuropathien, dann vor allem auch die selektive Störung der Tiefensensibilität bei Beeinträchtigung der Hinterstränge, zum Beispiel im Rahmen einer funikulären Spinalerkrankung bei Perniziosa oder bei Tabes dorsalis. Aber auch der *Spastiker* spricht manchmal von Schwindel, ebenso der Patient mit *extrapyramidalen Bewegungsstörungen* sowohl beim hypokinetisch-rigiden Syndrom mit Gehhemmung beim Parkinson-Syndrom, wie auch bei den Hyperkinesien der dystonen, choreatischen oder athetotischen Erkrankungen.

Schwindel bei Epilepsie [7, 62, 64, 113]

Von einer Gruppe von Epileptikern hatten 71% über Schwindel geklagt [62]. Es ist häufig, daß echte *Absenzen* im Rahmen einer Petit-mal-Epilepsie und *Dämmerattacken* im Rahmen einer Temporallappenepilepsie vom Patienten als „Schwindel" bezeichnet werden. Die kurzdauernde, plötzlich einsetzende und plötzlich wieder endende Unterbrechung der erlebnismässigen Übereinstimmung mit der Realität wird als Störung eines Gleichgewichtes erlebt und als Schwindel etikettiert. Auch die nicht spezifische Sensation der *Aura* zu Beginn eines Grand-mal-Anfalles wird gelegentlich als Schwindel bezeichnet.

Daneben gibt es aber auch eine echte *Vertigo epileptica.* Sie kann entweder einen epileptischen Anfall einleiten, oder einzige Anfallsmanifestation sein. Vom Patienten wird sie als echter Drehschwindel erlebt. Der Herd sitzt gewöhnlich in der hinteren Hälfte des Gyrus temporalis superior oder in der temporoparietalen Grenzzone. Eine vestibuläre Aura führt in etwa 3/4 der Fälle zu einem Adversivanfall [64]. Näheres hierüber siehe Beitrag Karbowski auf S. 9 in diesem Band.

Der „vegetative" Schwindel

Zugegebenermaßen handelt es sich hier um einen vagen Begriff und vielfach wird diese Bezeichnung verwendet, um nicht rotatorische Sensationen zu beschreiben, die in ihrer Phänomenologie wenig bestimmt sind und deren Ätiologie unklar ist. Meist sind es Schwankgefühle, leichtes Unwohlsein, Unsicherheit beim Gehen und Stehen, eventuell verbunden mit Übelkeit, Herzklopfen, Schwindel, Schwarzwerden vor den Augen und Angstgefühl. Unter diese Gruppe fallen sicher eine Reihe von schlecht geschilderten, oberflächlich erfragten oder unsorgfältig interpretierten, spezifischen Krankheitsbildern. Besonders muß gegenüber einer Hypoglykämie, einer orthostatisch bedingten Kreislaufstörung und einer Schläfenlappenepilepsie abgegrenzt werden. In ähnlicher Weise werden sicher auch zahlreiche psychogene Schwindelbeschwerden geschildert, ebenso wie β-adrenerge Krisen [35].

Ein besser definierter Typus des vegetativen Schwindels ist die *Hyperventilationstetanie.* Es wurde eingangs darauf hingewiesen, daß in einem nach dem Leitsymptom Schwindel selektionierten Krankengut das Hyperventelationssyndrom bei 23% der Fälle ursächlich verantwortlich gemacht wurde [33]. (vergl. Tabelle 3). Die übertriebene vertiefte oder beschleunigte Atmung, die Angaben über Parästhesien im Mundbereich und an den Extremitätenenden, eine Pfötchenstellung der Hände, der Nachweis eines positiven Chvostek-Zeichens oder ein Karpopedalspasmus erlauben die Diagnose. Das Atmen in einen vor den Mund gehaltenen Plastikbeutel vermag in der Regel den Anfall rasch zu kupieren.

Schwindel bei widersprüchlichen Afferenzen

Zu dieser exogenen Gruppe von Schwindelbeschwerden gehörige Bilder wurden zum Teil schon erwähnt (zum Beispiel einige der okulären Schwindelbeschwerden). Es gehört dazu auch die *See-* beziehungsweise *Reisekrankheit*, wo intensive und langdauernde vestibuläre Reize mit den optischen und propriozeptiven Afferenzen nicht übereinstimmen. Es gehört dazu auch der bis zum Hinstürzen führende Schwindel im *Hexenhaus* des Jahrmarktes: die plötzliche gleichsinnige und völlig synchrone Bewegung von Wänden mit Bilder- und Fensterrahmen sowie der anderen Einrichtungsgegenstände führt trotz völlig ruhigem Boden dazu, daß der im Raum befindliche Betrachter entsprechende Ausgleichsbewegungen macht und dabei zu Fall kommen kann.

Schwindel bei neurologisch relevanten Intoxikationen [10]

Zahlreiche akute und subakute Intoxikationen können von Schwindelsensationen begleitet sein. Der Neurologe wird besonders oft Fälle von *Hydantoinintoxikation* sehen. Neben Schwindelgefühl, Ataxie, Stand- und Gangunsicherheit bis zur Gehunfähigkeit finden sich vor allem auch eine dysarthrische Sprache und ein Nystagmus sowie bei chronischer Einnahme von Diphenylhydantoin immer auch eine Zahnfleischhypertrophie. Ebenfalls häufig findet sich Schwindel bei *chronischem Barbituratabusus,* meist in Kombinationspräparaten. Eindrücklich sind hier die ataktischen Gangstörungen. Der Schwindel gehört beim *Alkoholrausch* zu den klassischen Symptomen. Über den Schwindel bei Labyrinthschädigung infolge Medikamententoxität siehe S. 77.

Übrige neurologische Affektionen, bei welchen über Schwindel geklagt wird

Einige weitere neurologische Erkrankungen mit Schwindel seien hier noch aufgeführt. Vor allem sind *zerebrale Zirkulationsstörungen* (abgesehen von den Hirnstamminsulten mit direktem Befall des vertebrobasilären Systemes) von Schwindelsensationen begleitet [46]. Als Schwindelanfall bezeichnen Patienten oft eine transiente ischämische Attacke. Bei der hypertonischen Enzelphalopathie wird nebst intensivem Kopfweh und Erbrechen auch Schwindel angegeben. Alte Menschen mit zerebraler Arteriosklerose klagen oft über Schwindel. Diese „presbyvertigo" [91] hat eine gute Prognose, sofern sie nicht von Zeichen einer eigentlichen zerebralen Ischämie begleitet ist. Therapeutisch spricht sie auf Cinnarizin [2] sowie auf Sulpirid [26] an.

Schwindel wird bei einer Großzahl von *psychischen Erkrankungen* angegeben [60, 73, 74, 100]. Er ist für keine der einzelnen ätiologischen Formen spezifisch. Schwindel kann selten als eigentliches hysterisches Konversionssyndrom vorkommen, häufiger als Ausdruck von Angst- und Spannungszuständen im Rahmen neurotischer Störungen. Besonders oft ist Schwindel hier mit Agoraphobie oder Klaustrophobie verbunden. In schwer belastenden Konflikten kann Schwindel der Ausdruck der Untragbarkeit der Situation sein. Gelegentlich wird Schwindel bei beginnenden Depressionen erwähnt. Immer handelt es sich beim psychogenen Schwindel um einen nicht-systematisierten Schwankschwindel oder um Levitationsgefühle sowie ängstlich gefärbte Unsicherheit auf den Beinen.

Weitere Erkrankungen, weswegen der Patient mit Klagen über Schwindel auch den Neurologen aufsuchen kann.

In der eigenen klinischen Erfahrung des Autors kommen Patienten mit zahlreichen nicht-neurologischen Erkrankungen zum Fachneurologen, weil diese Affektionen „Schwindel" verursachen. Hierzu gehören *kardiovaskuläre Affektionen* [29, 59] wie Herzrhytmusstörungen [49], orthostatische Hypotonie [69], Kollapszustände, pressorisch-postpressorische Attacken; Karotissinussyndrom [111], *Blutkrankheiten* wie Anämie, Perniziosa oder Polyzytämie [81], *Hypoglykämie* zum Beispiel bei Insulom, *Intoxikationen, Infektionskrankheiten* mit Labyrinthbeteiligung wie zum Beispiel bei Parotitis oder Lues und die Hypothyreose.

Differentialdiagnostik des Schwindels

Jeder Arzt, an den sich ein Patient mit Schwindelbeschwerden wendet, muß gewissermaßen zunächst unter allen möglichen ursächlichen Affektionen eine erste Wahl treffen, um gezielt weitere Abklärungen zu veranlassen, beziehungsweise den Patienten einem anderen Fachspezialisten zuzuweisen. Diese erste differentialdiagnostische Vorselektion trifft er aufgrund einer sorgfältigen Anamnese. Er berücksichtigt die folgenden Kategorien:
— Art des Schwindels (systematisch oder unsystematisch?),
— Art des Auftretens (attackenweise oder mehr oder weniger andauernd?),
— auslösende Momente,
— subjektive Begleiterscheinungen (zum Beispiel Übelkeit, Erbrechen, Hinstürzen etc.),
— sonstige Besonderheiten des Patienten (zum Beispiel Alter, Vorgeschichte, Risikofaktoren etc.),
— objektiver Untersuchungsbefund.
   Unter den objektiven Befunden nimmt die Beobachtung und exakte Analyse des Nystagmus einen wichtigen Platz ein. Tabelle 5 gibt einen Überblick über die verschiedenen Nystagmusformen und ihre lokalisatorische und ätiologische Bedeutung.
   Wenn es damit auch gelingt, einen größeren Teil der Fälle von Schwindel zuzuordnen, so werden in manchen Fällen erst Hilfsuntersuchungen und der Verlauf eine Klärung bringen — andere bleiben ungeklärt und klingen spontan ab.

Schlußbemerkungen

Der Schwindel kann Hauptsymptom beziehungsweise Krankheit an sich sein. Er kann häufiger ein Teilsymptom eines komplexeren Krankheitsgeschehens darstellen. Gelegentlich ist er ein unscharf verwendeter Begriff, der den Arzt auf eine falsche Fährte führt. Er

Tabelle 5. Verschiedene Nystagmusformen, bezogen auf den Sitz der Läsion [84]

	Charakteristika	Lokalisation	Ursache; Beispiele
Vestibulär			
Peripherer Vestibularapparat und N. cochleovestibularis	Nystagmus richtungsbestimmt; vom Herd weg (in jeder Blickrichtung auf die gleiche Seite, also auf die Gegenseite der Läsion, vor allem horizontal). Unter Umständen Spontannystagmus. Innerhalb einiger Wochen verschwindend. Beeinflußt durch Augenschluß (zunehmend) und Änderungen der Kopfhaltung	Peripherer Vestibularapp. N. vestibularis-(cochlearis)	
Hirnstammläsion	Meist in Richtung des Herdes, nimmt bei Blickwendung zur Herdseite zu. Auch rotatorischer Nystagmus, auch dissoziierter. Blickrichtungsnystagmus (je in jeweilige Blickrichtung)	Vestibuläre Kerne und ihre zentralen Verbindungen	
Kleinhirn	Grobschlägig; in Richtung des Herdes; zunehmend bei Blickwendung zur Herdseite, abnehmend bei Augenschluß. Kopfwenden ohne Einfluß		
Okulär			
Blick- (bzw. Augenmuskel-)-paretischer Nystagmus	Meist langsam, grobschlägig; rasche Komponente in Richtung der eingeschränkten Blickrichtung; bei supranukleärer Läsion assoziiert, bei nukleärer oder peripherer Augenmuskellähmung nur am betroffenen Bulbus auftretend. Hier dann monokulärer Rucknystagmus	Supranukleär od. tiefer im okulomotorischen System	
Optokinetisch	Normal: Mit rascher Komponente schnellen die Bulbi in Mittelstellung zurück. Frequenz von Raschheit der Bildbewegung abhängig	Wenn gestört: Optomotorische Fasern aus der Area 18	Gestört nach Trauma, bei Erweichungen, Tumor
Bei früher Visusstörung	Pendelnystagmus, wechselnd rasch, oft langsame, konjugierte Bewegungen beider Bulbi hin und her um eine Mittelstellung. Bei einseitiger Amblyopie selten einmal einseitig, ev. auch vertikal	?	Hochgradige, kongenitale oder in 1. ein bis zwei Lebensjahren erworbene Sehschwäche
Kongenitale (ohne Visusstärung)	Wie oben. Verschwindet bei willkürlichem Augenschluß	?	Keine ausgesprochene Sehschwäche
Rindennystagmus	Langsames Abweichen der Bulbi vom Reizherd weg, dann rasche Korrektur zur Mittellinie. Später meist Überwiegen des gesunden frontalen Blickzentrums und Deviation conjuguee zur pathologischen Seite	Bei Reizung des frontalen Blickzentrums in der Area 6 und 8 der 2. Stirnhirnwindung	Ischämie, Tumor als Reizherd, traumatisch

Willkürlicher Nystagmus	Unregelmäßig, kein Spontannystagmus, inkonstant		
Verschiedene, vom Nystagmus zu differenzierende Augenbewegungen	See-saw-Nystagmus (Schenkelnystagmus), alternierende ein Auge aufwärts und das andere abwärts mit gleichzeitiger Rotation	Oraler Hirnstamm und Diencephalon	Tumor, multiple Sklerose, vaskulär, Syringobulbie
Down-beating-Nystagmus	Vertikaler Nystagmus mit rascher Komponente nach unten	Läsion kaudale Medulla oblongata	Wie oben. DPH-Intoxikation
Konvergenznystagmus	Auf langsame Abduktion folgt rasche Adduktion beider Bulbi	(Rostrale) Mittelhirnhaube	Wie oben
Nystagmus retractorius	Ruckartige Bewegungen beider Bulbi nach hinten in die Orbita. Meist mit anderen Störungen der Okulomotorik verbunden	Mittelhirnhaube	Selten. Tumor, Multiple Sklerose, vaskulär
Opsoklonus (Blickmyoklonien; dancing eye)	Spontane, gruppierte, wechselnd rasche, nicht-rhythmische konjugierte Bewegungen. Regellose Hin- und Herwendung der Bulbi	Hirnstamm und Kleinhirn	Paraneoplastische v.a. Neuroblastom; Multiple Sklerose; Encephalitis
Ocular bobbing	Rasches, nicht rhythmisches Schlagen der Bulbi nach unten, hier sekundenlanges Verweilen, langsames Zurückgleiten in Mittelstellung. Einseitig, meist andere Seite durch Augenmuskelparese, in der Regel Oculomotoriusparese, blockiert (kann auch von synchromem Gaumensegelnystagmus begleitet sein)	Brücke, Kompression bei Kleinhirnblutung. (Läsion zentrale Haubenbahn)	Tumor, Ischämie, Blutung
Blickdysmetrie	Überschießende Bewegungen beim Ansteuern eines Blickzieles und kompensierende Korrekturen	Zerebellär	z.B. Multiple Sklerose
Ocular flutter (ocular myoclonus)	Rasche, unregelmäßige Hin- und Herbewegungen um Fixationspunkt	Wie Opsoklonus und Blickdysmetrie	

kann nicht nur negativ – ja sogar als lebensbedrohend – empfundenes Krankheitssymptom sein, er ist in selteren Fällen auch Quelle von Lust, wie sie etwa das Kind sucht, das sich beim Spielen immer schneller um die eigene Achse dreht oder auf dem Karussell sich herumwirbeln läßt. Für den Arzt ist der Schwindel eine diagnostische und therapeutische Herausforderung. Er muß besonders sorgfältig fragen, exakt untersuchen und werten, sehr zahlreiche Affektionen aus verschiedensten medizinischen Fachgebieten überblicken und viele Assoziationen verfügbar haben. Mögen es nach der Lektüre dieses Artikels einige mehr geworden sein.

Literatur

1. Adler FH (1942) Ocular vertigo. Trans Am Acad Ophthalmol Otolaryngol 46:27
2. Amery WK, Oosterveld WJ (1975) An evaluation for cinnarizine in aged patients with vertiginous complaints. A multicentre trial. Acta Therapeutica 1:39–48
3. Aschoff JC (1978) Differentialdiagnostische Überlegungen zur Schwindelsymptomatik. HNO 26:149–154
4. Aschoff JC (1978) Das Symptom „Schwindel" und seine Behandlung. Med. Monatsschr Pharm 1:79–85
5. Bärtschi-Rochaix W (1949) Migraine cervicale (Das encephale Syndrom nach Halswirbeltrauma). Huber, Bern
6. Balkany TJ, Deblanc GB, Weidner DJ (1976) Reversible sudden deafness and vertigo. Eye Ear Nose Throat Mon 55:148–151
7. Barac B (1968) Vertiginous epileptic attacks and so-called „vestibulogenic seizures". Epilepsia 9:137–144
8. Barber HO (1964) Positional nystagmus: especially after head injury. Laryngoscope 74:891–944
9. Basser LS (1964) Benign paroxysmal vertigo of childhood. A variety of vestibular neuronitis. Brain 87:141–152
10. Beck C (1979) Schwindel durch Alkoholintoxikation und ototoxische Substanzen. Therapiewoche 29:1414–1420
11. Becker F (1978) Über Schwindelerscheinungen, besonders aus der Sicht der manuellen Therapie. Man Med 16:95–104
12. Belmont O (1976) Ocular causes of vertigo. In: Spector M (ed) Dizziness and vertigo, Diagnosis and treatment. Grune & Stratton, New York, pp 192–197
13. Bental E, Hammond GD (1979) Vertigo and drop attacks caused by acute transient monocular disequilibrium (Halpern's syndrome). J Neurol 222:59–66
14. Berman JM, Fredrickson JM (1978) Vertigo after head injury – a five year follow-up. J Otolaryngol 7:237–245
15. Bickerstaff ER (1961) Basilar artery migraine. Lancet 1:15–17
16. Bles W, Brandt T, Kapteyn RS, Arnold F (1978) Le vertige de hauteur, un vertige de distance par une déstabilisation visuelle? Agressologie 19/B:63–64
17. Bönninghaus H-G (1979) Otogener Schwindel nach Schädelverletzungen. Therapiewoche 29:1398–1407
18. Bohnert B (1977) Die anamnestische Analyse des Symptoms Schwindel. Dtsch Med Wochenschr 102:869–871
19. Boniver R (1976) Le vertige d'origine cervicale. Rev Med Liège 31:245–249
20. Branch WT Jr, Funkenstein H (1977) Clinical evaluation of vertigo. Primary Care 4:267–282
21. Brandt T (1976) Optisch vestibuläre Bewegungskrankheit, Höhenschwindel und klinische Schwindelformen. Fortschr Med 94:1177–1182
22. Busis SN (1976) Vertigo in children. Pediatr Ann 5:15–22
23. Citron L, Hallpike CS (1956) Observations upon the mechanism of positional nystagmus of the so-called „benign paroxysmal type". J Laryngol Otol 70:253–259
24. Claussen CF, Fort E (1976) Der Schwindelkranke, ein Patient vieler medizinischer Fachgebiete. Kopfklinik 1:89–96

25. Cody DTR, Williams HL, (1960) Cogan's syndrome. Laryngoscope 70:447–478
26. Conrad B, Aschoff JC (1973) Zur Therapie von Schwindel und Tinnitus mit Sulpirid. Nervenarzt 44:41–43
27. Cullmann B, Wulle KG (1974) Okulär bedingtes Schwindelgefühl. Dtsch Aerztebl 71:761–766
28. Dalsgaard-Nielsen T (1953) Further clinical studies on epidemic vertigo, nevraxite vertigineosa. Acta Psychiatr Scand 28:3–4
29. Debain JJ (1979) Les vertiges d'origine vasculaire. Coeur Med Interne 18:151–153
30. De Wit G, Bles W (1975) A stabilographic study of the role of optic stimuli in maintaining the postural position in patients suffering from postconcussional dizziness. Agressologie 16/D:9–14
31. Do CC, Deshayes P (1977) Vertiges et cervicarthrose. Concours Med 99:3025–3031
32. Donat JR, Auger R (1979) Familial periodic ataxia. Arch Neurol 36:568–569
33. Drachmann DA, Hart CW (1972) An approach to the dizzy patient. Neurology (Minneap) 22:323–334
34. Dunn DW, Snyder CH (1976) Benign paroxysmal vertigo of childhood. Am J Dis Child 130:1099–1100
35. Easton JD, Sherman DG (1976) Somatic anxiety attacks and propranolol. Arch Neurol 33:689–691
36. Editorial (1957) Epidemic vertigo. Lancet 1:575–576
37. Editorial (1973) Le vertige de Menière. Nouv Presse Méd 2:857–857
38. Editorial (1976) Leitsymptom Schwindel. Diagnostik 9:329
39. Editorial (1977) Vertigo in children. Br Med J 2:1173
40. Eisenstein B, Taubenhaus M (1958) Nonsyphilitic interstitial keratitis and bilateral deafness (Cogan's syndrome) associated with cardiovascular disease. New Engl J Med 258:1074–1079
41. Erbslöh F (1969) Schwindel als intern-neurologisches Leitsymptom. Ohren-, Nasen- Kehlkopfheilk 194:151–172
42. Eviatar L, Eviatar A (1977) Vertigo in children: differential diagnosis and treatment. Pediatrics 59:833–838
43. Fargo I, Török A (1966) Neuritis vestibularis – Encephalitis vestibularis. Dtsch Z Nervenheilk 189:104–117
44. Fields WS, Alford BR (eds) (1964) Neurological aspects of auditory and vestibular disorders. Thomas, Springfield
45. Fields WS, Weibel J (1964) Effects of vascular disorders on the vestibular system. In: Fields WS, Alford BR (eds) Neurological aspects of auditory and vestibular disorders. Thomas, Springfield, pp 305–340
46. Fisher CM (1967) Vertigo in cerebrovascular disease. Arch Otolaryngol 85:529–534
47. Fraser JG, Harborow PC (1975) Labyrinthine window rupture. J Laryngol Otol 89:1–7
48. Furey JA (1967) Miscellaneous ear diseases. In: Spector M (ed) Dizziness and vertigo. Grune & Stratton, New York, pp 154–158
49. Gordon M (1978) Occult cardiac arrhythmias associated with falls and dizziness in the elderly: detection by Holter monitoring. J Am Geriatr Soc 26:418–423
50. Graf K (1952) Ursachen und Bedeutung des Schwindels. Schweiz Med Wochenschr 82:1253–1256
51. Gregorius FK, Crandall PH, Baloh RW (1976) Positional vertigo with cerebellar astrocytoma. Surg Neurol 6:283–286
52. Grosch H (1976) Schwindelempfindungen aus neurologisch-psychiatrischer Sicht. Kopfklinik 1:105–113
53. Grundfast KM, Bluestone CD (1978) Sudden or fluctuating hearing loss and vertigo in children due to perilymph fistula. Ann Otol Rhinol Laryngol 87:761
54. Haensch G, Meran A, Kocher R (1974) Einseitiger Vestibularisausfall – ein neues Symptom der Toxoplasmose des Zentralnervensystems. Dtsch Med Wochenschr 99:2222–2225
55. Halpern L (1951) Le syndrome d'induction sensorimotrice dans les troubles de l'équilibre. Masson, Paris
56. Harrison MS (1956) Notes on the clinical features and pathology of post-concussional vertigo, with especial reference to positional nystagmus. Brain 79:474–482
57. Harrison MS (1962) Epidemic vertigo – Vestibular neuronitis. Brain 85:613–620

58. Harrison MS, Ozsahinoglu C (1972) Positional vertigo: Aetiology and clinical significance. Brain 95:369–372
59. Hausen W (1976) Schwindel bei Herz- und Kreislaufstörungen. Diagnostik 9/10:332–336
60. Hinoki M, Nakanishi K, Ito S (1978) „Neurotic vertigo" from the standpoint of neurotology. Agressologie 19:269–286
61. Hoople GD (1957) Differential diagnosis of dizziness. JAMA 165:1943–1949
62. Hughes JR, Drachman DA (1977) Dizziness, epilepsy and the EEG. Dis Nerv Syst 38:431–435
63. Jacobs GB, Lehrer JF, Rubin RC (1979) Posttraumatic vertigo. J Neurosurg 51:860–861
64. Janz D (1969) Die Epilepsien. Spezielle Pathologie und Therapie. Thieme, Stuttgart
65. Jerusalem F, Hess K (1979) Schwindel – Differentialdiagnose und Therapie. Schweiz Rundschau Med (Praxis) 68:475–483
66. Katsarkas A, Kirkham TH (1978) Paroxysmal positional vertigo – a study of 255 cases. J Otolaryngol 7:320–330
67. Koenigsberger MR, Chutorian AM, Gold AP, Schvey MS (1970) Benign paroxysmal vertigo of childhood. Neurology (Minneap) 20:1108–1113
68. Kornhuber HH (1976) Zur Differentialdiagnose des Schwindels. Arch Otorhinolaryngol 212: 339–349
69. Kuhl W (1977) Differentialdiagnose des Schwindels bei arterieller Hypotonie. Z Allg Med 53: 434–436
70. Lachman J, Stahle J (1967) Vestibular neuritis. A clinical and electronystagmographic study. Neurology (Minneap) 17:376–380
71. Levy I (1964) Neurological aspects in the differential diagnosis of vertigo. In: Fields WS, Alfors BR (eds) Neurological aspects of auditory and vestibular disorders. Thomas, Springfield, pp 283–304
72. Love JT Jr (1978) Basilar artery migraine presenting as fluctuating hearing loss and vertigo. Otolaryngology 86:450–458
73. Maass G (1976) Schwindel als psychosomatisches Symptom. Diagnostik 9:342–345
74. Magnusson PA, Nilsson A, Henriksson NG (1977) Psychogenic vertigo within an anxiety frame of reference: an experimental study. Br J Med Psychol 50:187–201
75. McAlpine D, Lumsden CE, Acheson ED (1965) Multiple sclerosis. A reappraisal. Livingstone, Edinburgh
76. Meddoe GM (1977) Vertigo in childhood. Otolaryngol Clin North Am 10:139–144
77. Menière P (1861) Pathologie auriculaire. Mémoire sur des lésions de l'oreille interne donnant lieu à des symptomes de congestion cérébrale apoplectiforme. Gaz Med Paris 16/38:597–601
78. Meran A, Pfaltz CR (1979) Der akute Vestibularisausfall. Akt Neurol 6 27–38
79. Meyer zum Gottesberge A (1966) Menièrsche Erkrankung. In: Berendes J, Link R, Zöllner F (Hrsg) Hals-Nasen-Ohrenheilkunde, B II/2. Thieme, Stuttgart 1661–1696
80. Millikan C, Siekert RG, Whisnant JP (1959) The syndrome of occlusion of the labyrinthine division of the internal auditory artery. Trans Am Neurol Assoc 84:11
81. Minder I (1971) Polyzytaemie, Polyglobulie und neurologische Symptome. Praxis 60:423–429
82. Müller-Jensen K (1979) Okulärer Schwindel. Therapiewoche 29:1426–1428
83. Mumenthaler M (1978) Schwindel und Gleichgewichtsstörungen. Monatskunde Aerztl Fortbild 28:820–822
84. Mumenthaler M (1980) Neurologische Differentialdiagnose. Symptome – Syndrome. Thieme, Stuttgart
85. Mumenthaler M, Regli F (1980) Kopfschmerzen. Sandoz, Basel
86. Ommaya AK, Faas F, Yarnell P (1968) Whiplash injury and brain damage. JAMA 204:285–289
87. Pallis C, Jones AM, Spillane JD (1954) Cervical spondylosis. Incidence and implications. Brain 77:274–289
88. Pedersen E (1959) Epidemic vertigo. Clinical picture, epidemiology and relation to encephalitis. Brain 82:566–580
89. Pfaltz CR (1956) Diagnose und Therapie der Gleichgewichtsstörungen. Schweiz Med Wochenschr 86:425–432
90. Pradervand M (1979) „Cupulolithiase". Schweiz Rundschau Med (Praxis) 68:345–348
91. Rau H (1975) Vestibulärer Schwindel. Differentialdiagnose und Therapie. Schweiz Med Wochenschr 105:129–133

92. Reicke N (1978) Der vertebrogene Schwindel. Aetiologie und Differentialdiagnose. Fortschr Med 96:1895–1902
93. Reisner H (1976) Die Differentialdiagnose der Schwindelzustände. Med Welt 27:1140–1144
94. Reker U, Rudert H (1977) Akute isolierte Vestibularisstörung. Eine klinische und elektronystagmographische Nachuntersuchung von 28 Patienten. HNO 25:122–126
95. Scharfetter F (1977) Über den Schwindel. Dtsch Med Wochenschr 102:1561–1564
96. Schuknecht HF (1975) Positional nystagmus of the benign paroxysmal type. In: The vestibular system. Academic Press, New York San Francisco London, pp 422–428
97. Seitz D (1976) Neurogener Schwindel. Med Klin 71:1913–1918
98. Simonton KM (1969) Menière's disease and the medical treatment of vertigo. Mayo Clin Proc 44:81–84
99. Slater R (1979) Benign recurrent vertigo. J Neurol Neurosurg Psychiatry 42:363–367
100. Sloane P (1967) Psychiatric aspects of vertigo. In: Spector M (ed) Dizziness and vertigo. Grune & Stratton, New York, pp 258–262
101. Spector M (ed) (1967) Dizziness and vertigo. Diagnosis and Treatment. Grune & Stratton, New York
102. Stenger HH (1979) Zur Analyse des Schwindels: neuro-otologische Diagnostik. Therapiewoche 29:1324–1332
103. Stoll W (1978) Der akute Schwindelanfall. Notfall Med 4:38–42
104. Stupp H (1979) Die Menièrsche Krankheit. Akt Neurol 6:1–11
105. Suter J, Mumenthaler M (1977) Gutachterliche Aspekte bei Schleuderverletzungen der Halswirbelsäule. Eine Studie von Fällen, die eine Rente oder Kapitalabfindung erhielten. Arch Orthop Unfallchir 90:325–342
106. Tepe HJ (1931) Die Häufigkeit osteochondrotischer Röntgenbefunde der Halswirbelsäule bei 400 symptomfreien Erwachsenen. ROEFO 85:557–564
107. Terrahe K (1979) Schwindel und Gleichgewichtsstörungen beim oberen Zervikalsyndrom. Therapiewoche 29:1392–1396
108. Toglia JU (1976) Acute flexion-extension injury of the neck. Electronystagmographic study of 309 patients. Neurology (Minneap) 26:808–814
109. Torklus D von (1978) Zervikaler Schwindel. Orthop Prax 14:167–172
110. Turner JS Jr (1977) The dizzy patient: diagnosis and treatment. Curr Ther 18:57–63
111. Uesu CT, Eisenmann JI, Stemmer EA (1976) The problem of dizziness and syncope in old age: transient ischemic attacks versus hypersensitive carotid sinus reflex. J Am Geriatr Soc 24:126–135
112. Wigand ME (1976) Schwindel, ein Leitsymptom der Felsenbeinneurinome. Psycho 2:307–313
113. Williams HL (1967) Cogan's syndrome. In: Spector M (ed) Dizziness and vertigo. Grune & Stratton, New York, pp 239–241
114. Wolfson RJ, Meyers D, Schlosser WD, Winchester RA (1967) Vertigo. Ciba Symp 15:3–13
115. Wolfson RJ, Del Polito G, Dave U (1978) Vertigo. Otolaryngol Clin North Am 11:777–789
116. Zülch KJ (1979) Schwindel aus neurologischer Sicht. Therapiewoche 29:1374–1390

Der internistische Patient und der Schwindel

Hugo Studer

Nach den vorausgehenden Beiträgen über Physiopathologie, Semiologie, Otologie und Neurologie des Schwindels bleibt für den Internisten nur mehr wenig übrig. Um Doppelspurigkeiten zu vermeiden, ist er versucht, seine Aufgabe durch eine negative Definition so zu umreißen, daß er jene Formen des Schwindels zu behandeln hat, die in den anderen Arbeiten nicht oder nur kurz erwähnt wurden. Es wird bei dieser Sichtung sogleich klar, daß fast alles, was als objektive Zeichen des organischen Schwindels bezeichnet wird, ausgesondert werden muß. Das Moment der Richtung und der Rotation, alle Formen der Epilepsie mit ihren typischen eigenen und Fremdanamnesen sowie fokale neurologische Symptome disqualifizieren das Schwindelerlebnis vor der weiteren Diskussion in diesem Rahmen. Zurück bleibt eigentlich nur noch das subjektive Empfinden des Schwindels.

Der ärztliche Interpret des subjektiven Erlebnisses „Schwindel" ist angewiesen auf den Wortschatz, die Erlebnisfähigkeit, die Expressionsmöglichkeiten und die Empfindlichkeitsschwelle des Patienten. Er kann das subjektive Schwindelerlebnis nur in seiner eigenen Erlebniswelt nachvollziehen, nie aber objektiv bewerten. Zur Diskussion bleibt damit eine Störung in der statischen und dynamischen *Wahrnehmung* der Lage eines Patienten in seiner Umwelt und das *Erlebnis* einer unkontrollierbaren Scheinbewegung zwischen dem Individuum und seiner Umgebung. Diese Form von Schwindel ist in der Medizin ein sehr häufiges Symptom. Es ist nicht mehr Zeichen einer faßbaren organischen Erkrankung des Gehirns, sondern die Störung der zentralnervösen Funktion ist nunmehr der Indikator einer allgemeinen Erkrankung, ja vielleicht bloß einer Störung des Wohlbefindens. Der eigentliche Inhalt des Schwindelerlebnisses und seine Wertigkeit innerhalb anderer Symptome einer Krankheit wechselt sehr stark mit den Ursachen und mit dem betroffenen Individuum.

Eine zweite Beschränkung der vorliegenden Arbeit liegt im Verzicht auf eine erschöpfende Darstellung aller verbleibenden Schwindelformen zugunsten einer kritischen Sichtung traditioneller Ansichten über die häufigsten Formen des „internistischen" Schwindels. Wir haben zunächst mit der Schwierigkeit zu kämpfen, eine *erkennbare organische Ursache* des subjektiven Schwindelerlebnisses *auszuschließen.* Das weitaus ergiebigste einzelne Instrument ist die Anamnese und die genaue Beschreibung der Begleitumstände und Symptome. Es ist erstaunlich, wie häufig diese an sich banale Grundregel im konkreten Falle vernachlässigt wird. Wird sie aber sorgfältig beachtet, so können meistens Er-

Tabelle 1. Begleitsymptome des Schwindels, die auf eine fokale oder metabolische Störung der ZNS-Funktion hinweisen

Verhaltensstörungen	Aggressivität
	Lethargie
	Motorische Hyperaktivität
Bewußtseinsstörungen	Amnesie
	Halluzinationen
	Slow cerebration
Diplopie	
Unkontrollierte Spontanereignisse	Schrei
	Zuckungen
	Bewegungszacken
Tagesrhythmus	
Nahrungsabhängigkeit	
Anfallsweises Schwitzen	
Nausea und Erbrechen	

eignisse wie die transient ischemic attacks (TIA), drop attacks, Kataplexie (atonische Anfälle), Narkolepsie und wahre Synkopen von einem reinen Vertigoanfall abgetrennt werden. In der Tabelle 1 sind Begleiterscheinungen des Schwindelerlebnisses aufgeführt, die auf morphologische oder metabolische Ursachen hindeuten.

Man beachte, daß in Tabelle 1 u.a. folgende Angaben fehlen: Kopfschmerzen, episodischer Charakter des Schwindels, aggravierender Einfluß von Emotion, Alkohol und Schlaflosigkeit, leichte Bewußtseinsstörungen wie Irrealität und Depersonalisation, andere Sehstörungen als die Diplopie. Tatsächlich kommen alle diese letztgenannten Symptome beim Schwindel ohne faßbare Erkrankung der Gehirnsubstanz ebenso häufig vor wie bei der sog. organischen Vertigo.

Wenn alle anamnestischen, klinischen und neurologischen Befunde keinen Hinweis auf eine Erkrankung des ZNS oder auf eine Epilepsie ergeben, liegt die Vermutung nahe, daß ein sog. vaskulärer Schwindel vorliegt. Diesem Sammeltopf von mehr oder weniger sorgfältigen diagnostischen Überlegungen gilt die besondere internistische Aufmerksamkeit.

Vaskulärer Schwindel

Die Ursache des vaskulären Schwindels liegt entweder in einer *anatomischen Veränderung der Gefäßbahn* oder in einer *funktionellen Störung der Blutversorgung* des Gehirns oder in einer Kombination der beiden Störungen. Es ist ferner für den vaskulären Schwindel typisch, daß er durch aufrechte Körperhaltung verstärkt wird.

Anotomische Veränderungen der Gehirngefäße

Da Erkrankungen der Hirngefäße mit Intimaproliferation und Lumenverengerung der Arterien besonders im Alter sehr häufig sind, besteht die Tendenz, alle ZNS-Erkrankungen, deren Ursache nicht evident ist, als vaskulär abzustempeln. Eine wesentliche Einschränkung dieser relativ unkritischen Ansicht erfolgte durch Brice et al. im Jahre 1964 [2]. Die Autoren wiesen nach, daß nur sehr schwere Stenosen der Karotis mit einem Innendurch-

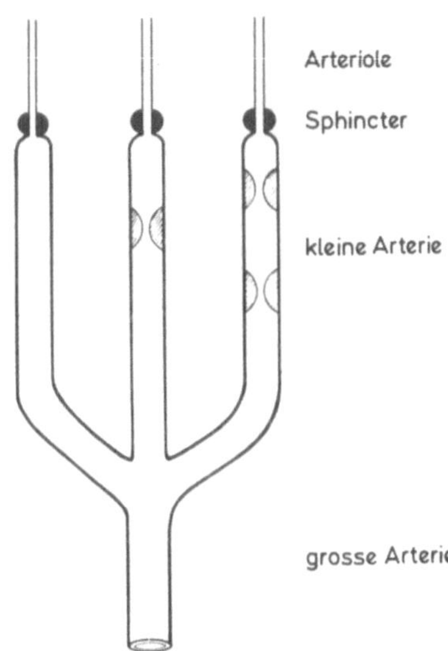

Abb. 1. Periphere, arterielle Strombahn mit Stenosen in den mittelgroßen Arterien

messer von weniger als 2 mm zu einer Verminderung des Blutflußes im terminalen Stromgebiet führen. Das Lumen ist dabei um 80% und mehr verengert. Sie zeigten ferner, daß die Länge der Stenose irrelevant ist, solange das Lumen nicht auf wenige Millimeter verengert ist. Das Konzept der biologisch geringen Relevanz von atheromatösen Gefäßverengerungen die mehr als 1/3 des Lumens bestehen lassen, hat sich seither besonders in der kardiovaskulären Chirurgie immer wieder bestätigt.

Die moderne Pathophysiologie lehrt ferner, daß selbst ein reduzierter Fluß distal von einer Gefäßstenose oder sogar einer Okklusion noch nicht identisch ist mit einer Minderdurchblutung des versorgten Stromgebietes. Entscheidend sind vielmehr einerseits das Vorhandensein oder Fehlen von Kollateralen und anderseits die Regulation der Blutversorgung durch den Tonus der kleinen Arterien.

Abb. 1 zeigt, daß der Widerstand in der präterminalen arteriellen Strombahn den entscheidenden Faktor für die Größe der Blutversorgung im Kapillärgebiet darstellt. Selbst der durch eine Stenose verlangsamte Blutfluß kann noch eine völlig normale Irrigation des terminalen Stromgebietes sicherstellen, wenn eine intakte Autoregulation dafür sorgt, daß der Widerstand in den Arteriolen sinkt. Eine medikamentöse Erschlaffung der Widerstandsgefäße kann einen Shunt von Blut aus den stenosierten Gefäßen in die gesunden Regionen zur Folge haben.

Diese Erkenntnisse führen zu folgenden drei Konsequenzen:

1. die Bedeutung von *Stenosen* oder sogar Verschlüssen großer Gefäße bleibt völlig erhalten für die Erklärung von *fokalen* Durchblutungsstörungen des Gehirns, verliert aber an Bedeutung in der Pathogenese diffuser ZNS-Erkrankungen. Ganz besonders dürfte die Bedeutung des populären Konzepts des „subclavian steal syndrome" [16] und seiner vielen Spielarten überschätzt worden sein [1]. Größte Vorsicht ist am Platze, wenn unspezifische Symptome, wie z.B. der Schwindel, auf ein Steal-Syndrom zurückgeführt werden sollen.

2. Die Erkrankung (Sklerose) der kleinen Arterien oder Arteriolen, im Englischen als „*small vessel disease*" bezeichnet, ist wahrscheinlich sehr viel wichtiger und schädlicher als die Arteriosklerose der großen Gefäße (Abb. 2).

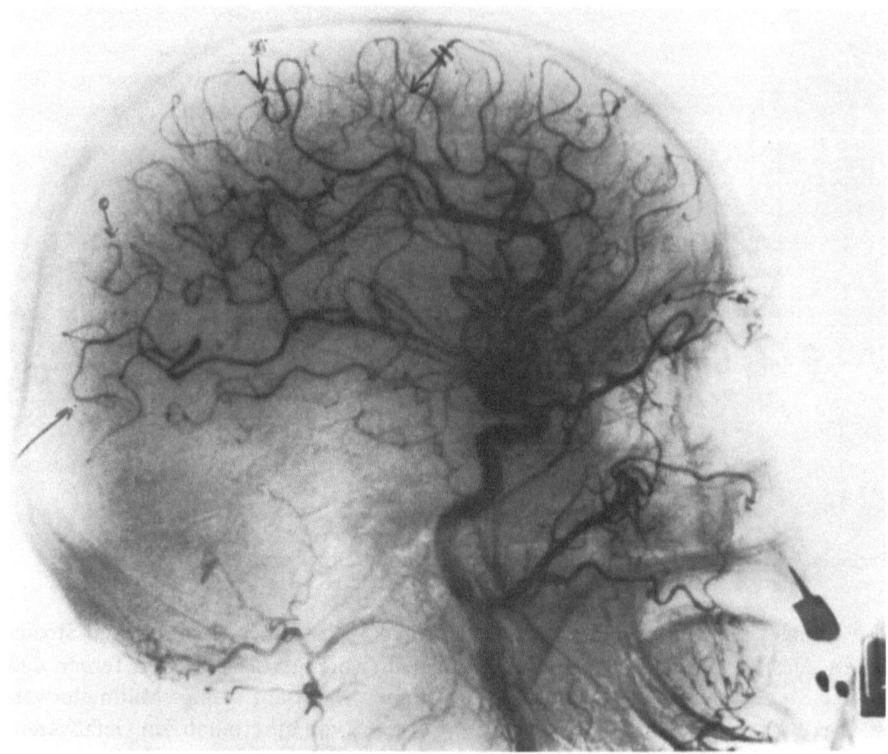

Abb. 2. Multiple Stenosen der kleinen Arterien und vermutlich der im Arteriogramm nicht sichtbaren Arteriolen (small vessel disease) bei einem 65jährigem Patienten mit rezidivierenden, kurzen Anfällen von Aphasie und rechtsseitiger Hemiplegie. Eine solche Attacke erfolgte während der Arteriographie. Mittlerer Blutdruck des Patienten 100/65 mmHg. (Die Bilder verdanken wir Herrn Prof. P. Huber)

3. *Medikamente* die zu einer wirklichen Vasodilatation im Gefäßgebiet des ZNS führen, sind bei zerebralen Durchblutungsstörungen von höchst fraglichem Wert und potentiell sogar gefährlich. Die Tatsache, daß sie häufig und ohne Schaden verwendet werden, spricht nicht gegen diese Auffassung, denn die meisten dieser Substanzen sind bei chronischer oraler Verabreichung wirkungslos und daher relativ unschädlich. Die bei intravenöser oder gar intraarterieller Verabreichung häufig mögliche Steigerung des Blutflußes ist wahrscheinlich eher schädlich als nützlich, weil sie Blut aus Gebieten mit gestörter Autoregulation in relativ weniger kranke Hirnbezirke abführt.

Vaskulärer Schwindel durch extrakranielle Kompression der Arteriae vertebrales

Es entstehen immer wieder Arbeiten, die Schwindelerlebnisse bei Drehen des Kopfes auf eine positionsabhängige Kompression der Vertebralarterien durch Osteophyten an den Unkovertebralgelenken zurückführen [17]. Auch diese überlieferte Auffassung bedarf einer kritischen Betrachtung.

Gesichert ist, daß Osteophyten der Halswirbelsäule, eine außerordentlich häufige Erscheinung mit fortschreitendem Alter, zu Veränderungen im Verlauf der Vertebralarterien führen können. Wahrscheinlich ist, daß an erzwungenen Biegungen des Arterienverlaufes

64

Atherome mit besonderer Prävalenz auftreten, weil Wirbelbildungen im Blutstrom abnorme Scherkräfte auf die Arterienwand zur Folge haben. Offen ist aber die pathogenetische Rolle solcher Veränderungen beim Symptom „Schwindel", besonders wenn dieses subjektive Erlebnis ohne andere neurologische Begleiterscheinungen, wie z.B. Synkopen, auftritt. Die Medizin wird wahrscheinlich auf alle Zeiten ohne den endgültigen Beweis eines Zusammenhanges zwischen Vertebralarterienstenose und Schwindelerscheinungen auskommen müssen, weil der Aufwand für die Führung eines lückenlosen Beweisverfahrens schlechthin untragbar ist. Es müßten eine funktionelle Arteriographie, eine Darstellung der Kollateralen, eine Prüfung der vaskulären Kompensationsmechanismen und erst noch eine seitengerechte Koinzidenz der Stenose und objektiv nachweisbar Vestibulariserscheinungen gefordert werden. Nicht nur aus sachlichen, sondern auch aus ethischen Gründen und wegen Fehlens der therapeutischen Konsequenzen sind solche Anforderungen absurd. Die Erfahrung lehrt aber, daß sehr viele Patienten mit schweren Formen von hypertropher Osteoarthrose der Halswirbelsäule nie Symptome zeigen, die auf Durchblutungsstörungen hinweisen. Es ist eine andere Erfahrungstatsache, daß Schwindelerscheinungen, ja sogar auf basilare Durchblutungsstörungen verdächtige Synkopen, bei Patienten mit hypertrophen Osteoarthrosen in der Halswirbelsäule häufig passagerer Natur sind und mit höherem Alter verschwinden. Auch dies paßt nur schwer ins Konzept der pathophysiologischen Bedeutung extrakranieller Kompressionen der Vertebralarterien.

Vaskulärer Schwindel kardialer Genese

Es ist zunächst wesentlich zu beachten, daß das Thema dieser Arbeit sich nicht primär mit synkopalen Anfällen, sondern allein mit dem Schwindelphänomen befaßt. Wäre sie den Synkopen gewidmet, so müßte das internistische Hauptkapitel den kardialen Ursachen dieser Art von Bewußtseinsverlust gelten. Sobald Schwindelanfälle als Begleitsymptom von Synkopen oder alternierend mit ihnen auftreten, werden der Nachweis oder der Ausschluß von Herzleiden zu einer zentralen ärztlichen Aufgabe. Schwindel als *Alleinsymptom*, ohne begleitende Synkopen, hat aber relativ selten eine kardiale Ursache. In den meisten Lehrbüchern der inneren Medizin ist diese Form von Vertigo entweder gar nicht oder ausschließlich im Zusammenhang mit einem Aortenvitium erwähnt: während bei Aortenstenose Schwindel und Synkopen fast immer untrennbar verbunden sind, ist der Orientierungsverlust im Raume nach einer Anstrengung selbst beim jugendlichen Individuum mit Aorteninsuffizienz nicht so selten ein Frühzeichen einer zerebralen Minderdurchblutung. Es ist aber bemerkenswert, wenn auch selten erwähnt, wieviele schwere Herzleiden selbst bei älteren Menschen ohne das Symptom „Schwindel" einhergehen: Müdigkeit, Atemnot, Leistungsabfall und Angina pectoris beherrschen viel häufiger das klinische Bild als Symptome von Seiten des ZNS.

Anderseits ist *Schwindel im Rahmen von Synkopen* oder als *abortive Synkope* alternierend *mit echten Bewußtseinsverlusten* ein häufiges Symptom kardialer Erkrankung. Von höchstem diagnostischem Wert ist wiederum eine präzise und daher aufwendige Anamnese. Die minutiöse Befragung des Patienten selbst und seiner personellen Umgebung sind von identischer Bedeutung. Besonders der ältere Patient erinnert sich manchmal wegen einer retrograden Amnesie nunmehr an das Aufwachen am Boden, aber nicht mehr an die Umstände die dem Verlust des Bewußtseins vorausgehen. Die nicht-ärztlichen Beobachter sind anderseits häufig von den bei jeder Synkope möglichen unspezifischen Begleitkrämpfen so beeindruckt, daß sie nichts anderes mehr im Gedächtnis behalten. Eine

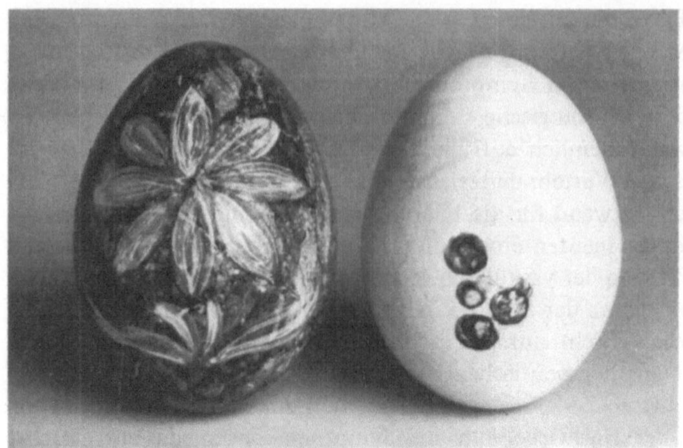

Abb. 3. Vorzeichen einer Tachyarrhythmie, die zu einer zerebralen Anoxie und dreitägigem Coma führt. Der 65jährige Patient erleidet während des Ostereiermalens einen Anfall. Er verspürt die Oppression und das Herzstolpern und hat gleichzeitig Schwierigkeiten, ein präzises Motiv auf das Ei rechts zu malen. Seine intellektuelle Leistung und seine Präzision lassen nach. Er erinnert sich später genau an diese Episode, während die Angehörigen nur von einem plötzlichen Vornüberfallen berichten.

sorgfältige Anamnese ergibt aber fast immer so viele Hinweise, daß die kardiale Ursache von Schwindelzuständen und Synkopen bereits vermutet werden kann. Es ist denn auch selten, daß der Patient vom praktizierenden Arzt erst via Neurologen in eine internistische Klinik eingewiesen wird. Jeder praktizierende Arzt weiß heute, daß besonders bei älteren Menschen erstmals auftretende synkopale Anfälle meistens eine kardiale Genese haben.

Typisch anamnestische „Frostwarnungen" sind unangenehme, beängstigende thorakale Phänomene, Aussetzen des Herzens, Herzklopfen und -stolpern (Abb. 3). Die objektiven Zeichen des Kreislaufversagens, insbesondere die Blässe, beginnen sogleich mit den subjektiven Symptomen und eine typische visuelle, gustatorische oder gedankliche Aura fehlt. Häufig sind Arrhythmien oder Blöcke im Reizleitungssystem des Herzens im Moment der ersten Synkope bereits etabliert. Die Diagnose ist durch die moderne Langzeit-elektrokardiographie bedeutend erleichtert worden. Immerhin ist sie nicht mehr so problemlos, wie im Beginn der Aera des Langzeit-Monitoring angenommen wurde. Man hat nämlich heute realisiert, daß selbst bei Herzgesunden Menschen sog. „gefährliche" Arrhytmien gar keine Seltenheit sind [4].

Die häufigsten Ursachen des kardialen Schwindels im Rahmen von synkopalen Anfällen oder als Präsynkopen sind:
1. das Sick-sinus-Syndrom,
2. die Aortenstenose und die Aorteninsuffizienz und
3. die Subaortenstenose.

Der Begriff Sick-sinus-Syndrom wird für Erkrankungen des Sinusknoten selber, aber auch für Störungen im tieferliegenden spezialisierten Reizleitungssystem des Herzens verwendet [18]. Die häufigste Ursache sind Narbenbildungen, vermutlich infolge Erkrankungen der kleinen arteriellen Gefäße. Die resultierenden Rhythmusstörungen zeigen häufig ein sehr buntes Bild. Typisch sind z.B. Sinusbradykardie, Sinoatriale- und atrioventrikuläre Blöcke der Reizleitung. Bei intermittierenden Blöcken tritt die Synkope typischerweise auf, wenn ein langsames Ersatzzentrum einspringen muß und dies erst mit einigem Verzug nach Auftreten des Blockes geschieht.

Es ist heute zur klinischen Routine geworden, bradykarde Rhythmusstörungen durch den Einbau eines künstlichen Pacemakers zu beheben. Der beschleunigte Pacemaker-Rhythmus allein vermag aber viele supraventrikuläre und ventrikuläre Tachykardien nicht zu verhindern. Nicht wenige Patienten werden erst durch eine gleichzeitige, sorgfältig durchgeführte antiarrhythmische Therapie endgültig von ihren Synkopen befreit.

Das normale Herz vermag selbst bei aufrechter Körperhaltung eine genügende Durchblutung des ZNS mit einer Schlagfolge, die zwischen 35 und 175 pro Minute liegt, zu garantieren. Wird die Bradykardie extrem, so vermag selbst das jugendliche Herz das Minutenvolumen nicht mehr durch Vergrößerung des Schlagvolumens zu erhalten. Steigt die Schlagfolge über einen oberen Grenzwert, so wird die Dauer der Diastole so kurz, daß die Füllung der Ventrikel nicht mehr erfolgen kann.

Eine Form der kardialen, meist orthostatischen oder anstrengungsgebundenen Synkope und Präsynkope ist leicht zu übersehen, nämlich die *fixierte relative Bradykardie* als Frühzeichen eines kranken Sinus. Während Anstrengungen und intravenös verabreichtes Atropin beim gesunden Herzen leicht zu einem Pulsanstieg über 100 führen, bleibt eine solche Regulation beim kranken Sinus aus.

Die Aortenvitien haben so viele klassische klinische Zeichen und Symptome, daß sie selten verkannt werden. Sie sollen hier nicht weiter behandelt werden.

Sehr viel schwieriger ist die subvalvoläre Aortenstenose zu erkennen. Schwindel, Synkopen und Dyspnoeanfälle sind erste Zeichen. Der klinische Verdacht ergibt sich manchmal aus den Zeichen einer Linkshypertrophie, vielleicht nur im Elektrokardiogramm sichtbar, die nicht durch eine Hypertonie oder ein Aortenvitium erklärt werden kann. Manchmal führt ein spätsystolisches Geräusch, ähnlich wie beim Mitralsegelprolaps, auf die Spur. Die Diagnose wird durch den echokardiographischen Nachweis eines verdickten Septums erhärtet. Die Austreibungsphase des linken Ventrikels wird durch eine systolische Obstruktion des Ausflußtraktes erschwert. Schwindel und Synkopen sind Folge dieser Obstruktion oder einer durch die Barorezeptoren des linken Ventrikels vermittelten reflektorischen Arrhythmie. Die subvalvuläre Aortenstenose, auch obstruktive Kardiomyopathie genannt, kommt in einer wahrscheinlich genetisch bedingten Form auch beim jungen Erwachsenen vor. Sie ist aber auch im höheren Alter als erworbene Kardiomyopathie nicht selten [8, 10, 14].

Der vaskuläre Schwindel ist selten eine direkte Folge der Gefäßveränderungen selbst. Viel häufiger ist eine mangelnde Anpassungsfähigkeit des Kreislaufes, besonders im Alter, an der zerebralen Mangeldurchblutung schuld. Das Gefäß an sich ist stabil, auch wenn es erkrankt ist: Es ändert sich nur der Perfusionsdruck als Folge einer Störung der kardialen Pumpfunktion. Es ist nicht ausgeschlossen, daß die Zukunft noch andere Faktoren, wie z.B. Änderungen der Blutviskosität, nachweisen wird.

Zerebralsklerose

Die im hohen Alter häufige globale Reduktion der intellektuellen und affektiven Leistungsfähigkeit wird nach traditionellen Überlieferungen etwas leichtsinnig als Folge der Arteriosklerose der Hirngefäße betrachtet. Die moderne Auffassung folgt dieser Theorie nicht mehr, sondern die Zerebralsklerose wird als eine Krankheit sui generis betrachtet.

Wie jedes andere Gewebe altern auch die Hirnzellen. Die Erforschung der biochemischen und biophysikalischen Veränderungen, die mit dem Altern der Zelle einhergehen, steht noch völlig in den Anfängen. Der oft quälende Schwindel des alternden Menschen ist nur eines, wenn auch ein sehr häufiges Symptom des globalen Leistungsabfalls sämtlicher Hirnzellen im Verlaufe der Zeit. Das Symptom „Schwindel" hat etwa den gleichen Stellenwert wie die Störung der Tag-Nacht-Rhythmik im hohen Alter oder die leichten Verwirrungszustände, die häufig selbst unbedeutende, fieberhafte Erkrankungen begleiten.

Orthostatischer Schwindel

Die Akzentuierung eines Schwindelerlebnisses oder sein ausschließliches Auftreten in aufrechter Körperhaltung sind untrennbar mit dem vaskulären Schwindel verbunden, ja sie sind ein fast obligates Zeichen. Es ist aber falsch, den orthostatischen Schwindel dem orthostatischen Blutdruckabfall gleichzusetzen. Die Gründe für eine Trennung von Schwindel und Blutdruckabfall in Orthostase sind folgende:

1. Die aufrechte Körperhaltung bedeutet für alle drei Systeme der Raumwahrnehmung eine gewaltige Belastung. Während im Liegen der vestibuläre, der propriozeptive und der visuelle Apparat für die Sicherung der Lage im Raum durchaus zu genügen vermögen, können sie den ungleich höheren Anforderungen, die die aufrechte Körperhaltung bedeutet, nicht mehr gewachsen sein. Die Einengung der Leistungsgrenzen ist ein typisches Merkmal jedes biologischen Feedbacksystems und hat im Falle der Gleichgewichtsorgane zunächst nichts mit Gefäßerkrankungen und Perfusionsdruck zu tun.

2. Der Übergang vom Liegen in die aufrechte Körperhaltung stellt gewaltige Anforderungen an die Kreislaufregulation. Tabelle 2 gibt konkrete Zahlenwerte für das Ausmaß der Adaptation bevor beim Gesunden der Blutdruck beträchtliche Schwankungen erkennen läßt. Der Blutdruckabfall im Stehen ist ein relativ spätes und wenig empfindliches Zeichen eines Versagens der Kreislaufadaptation. Er hat nicht eine einzige Ursache, sondern jeder der in Tabelle 2 aufgeführten Mechanismen kann versagen. Der orthostatische Blutdruckabfall des Jugendlichen hat ganz andere Ursachen als die Synkope im Stehen oder gar im Sitzen beim alten Menschen. Abb. 4 illustriert eine orthostatische Kreislaufkatastrophe und deren erfolgreiche Therapie.

Das beschriebene Konzept des orthostatischen Schwindels impliziert, daß dieses Symptom ohne messbaren Blutdruckabfall in den großen Arterien und bei üblicher Mes-

Tabelle 2. Veränderungen hämodynamischer Parameter beim Übergang von liegender in stehende Position [9]

Arterieller Blutdruck	± konstant
Zentralvenendruck	− 3 mmHg
Peripherer Venendruck	+ 10 mmHg
Zentraler Blutpool	400 ml
Peripherer art. Widerstand	+ 25%
Art. Blutfluß in Abdomen und Extremitäten	− 25%
Herzfrequenz	+ 25%
Schlagvolumen	− 40%
Minutenvolumen	− 25%

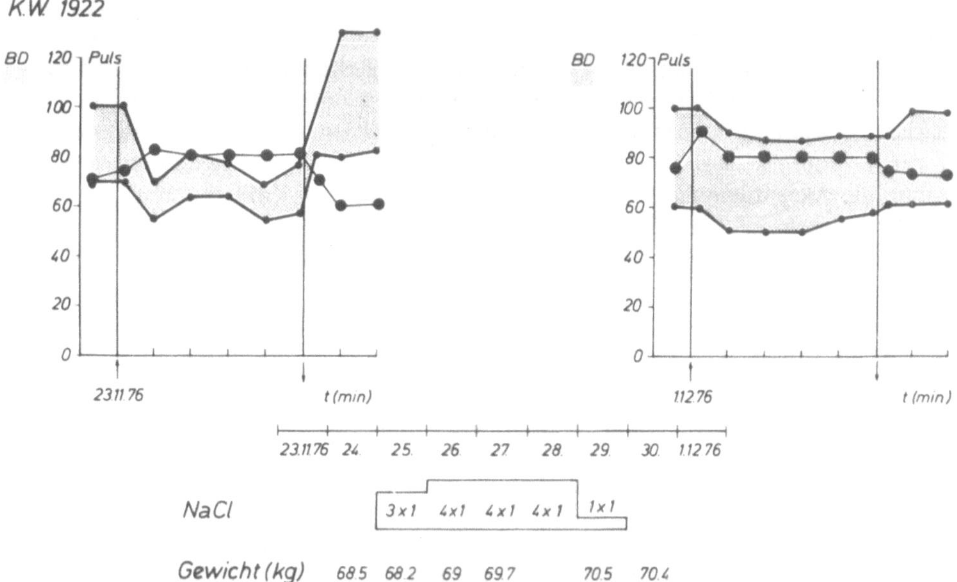

Abb. 4. Orthostatische Hypotonie mit schwerem Schwindel vor und nach Therapie mit 4g NaCl und 0.2mg Fluorohydrocortison

sung am Oberarm auftreten kann. Die Durchblutung des ZNS ist in jedem Falle bei aufrechter Körperhaltung problematisch. Ca. 30 mmHg des arteriellen Blutdruckes gehen bereits verloren nur um das Blut aus Herz- in Augenhöhe zu treiben. Man vergleiche dazu die bevorzugte anatomische Lage der Beine: bei schweren arteriellen Stenosen genügt oft nur das Hochlagern der Beine im Bett zur Auslösung eines Ruheschmerzes, und der Patient sucht und findet Linderung indem er an den Bettrand sitzt.

Anderseits ist selbst beim alten Menschen der orthostatische Blutdruckabfall ohne Begleitsymptome von Seiten des ZNS, insbesondere ohne Schwindel und ohne Herdsymptome, recht häufig.

Zur Belegung dieses Phänomens bestehen erstaunliche experimentelle Unterlagen, deren ethischer Hintergrund heute mit Recht in Frage gestellt würde. Kendell et al. [12] haben bei 37 Patienten mit TIA den Blutdruck medikamentös im Mittel um 42% gesenkt. Alle Patienten machten synkopale Zustände durch, nur ein einziger aber erlitt wieder eine TIA. Torvik und Skullernd [19] studierten autoptische Befunde bei Patienten, die einen Herzstillstand überlebt hatten. Er fand keine frischen Infarkte im Einzugsgebiet atheromatös verengter Arterien, hingegen alte Infarktnarben. Der Befund spricht für die Bedeutung arterioarterieller Embolien und gegen die pathogenetische Rolle verengter Lumina für das Auftreten von Infarkten.

Eine Sonderform der orthostatischen Hypotonie ist durch das völlige Fehlen einer wahrnehmbaren Kreislaufgegenregulation, insbesondere einer Tachykardie gekennzeichnet. Bei Jugendlichen ist dies fast untrügliches Zeichen einer sog. autonomen Insuffizienz, d.h. einer Erkrankung des vegetativen Nervensystems. Sie kann als Folge eines Diabetes oder einer Polyneuropathie, aber auch idiopathisch auftreten. Im höheren Alter ist die fehlende Tachykardie meistens das Frühzeichen eines Kranken-Sinus-Syndroms (s.o.).

Die modernen Auffassungen über die Hämodynamik der Gehirndurchblutung ergeben gewichtige Hinweise dafür, daß die *alleinige* Rolle der Hypotonie in der Pathogenese zerebraler Minderdurchblutung in der Vergangenheit wahrscheinlich überschätzt wurde. Als Kofaktor neben dem Versagen der zerebral-arteriellen Autoregulation bleibt ihr volles Gewicht erhalten. Es werden höhere Anforderungen an den Nachweis der ursächlichen Rolle der Hypotonie für Schwindelanfälle, Bewußtseinsverlust und Krämpfe gestellt. Nicht nur die Akzentuierung der Phänomene durch aufrechte Körperhaltung, sondern auch die Prüfung verschiedener Kreislauffunktionen wird verlangt.

Eine besondere Form des orthostatischen Schwindels liegt bei jenen, meist älteren Patienten vor, die ausschließlich im Liegen an einer oft recht schweren Hypertonie leiden, die zu Komplikationen, ganz besonders zu einer hypertensiven Retinopathie führen kann [3]. Im Stehen wird ihr Blutdruck normal, sie leiden aber bereits bei normalem Blutdruck an Schwindelerscheinungen. Diese Form der arteriellen Hypertonie bietet ganz besonders schwierige therapeutische Probleme.

Es sei hier wiederholt, daß der entscheidende Faktor für das Ausmaß der zerebralen Minderdurchblutung bei Abfall des Perfusionsdruckes die Widerstandsregulierung in den *Arteriolen* ist (Abb. 1).

Die Stenose einer *großen Arterie* hat aber noch eine ganz andere Bedeutung. Wir haben oben erwähnt, daß auch eine Flußverlangsamung durch eine mittelschwere oder gar schwere Stenose noch nicht obligat zu einer Minderperfusion im Einzugsgebiet dieser Arterie führt. Eine Verlangsamung des arteriellen Blutflußes ist aber nach geltender Auffassung ein thromboseförderndes Phänomen. Wenn der Perfusiondruck bei Hypotonie und orthostatischer Hypotonie noch weiter sinkt, wird der Fluß jenseits der Stenose noch langsamer. Dies mag der Grund sein, warum der Großteil der arteriellen Thrombosen der Hirngefäße in der Nacht auftritt. Tatsächlich ist der Blutdruck bei normotonen Patienten, aber auch bei den meisten Hypertonikern in der Nacht am niedrigsten. Kontinuierliche Blutdruckmessung zeigt in den Stunden zwischen Mitternacht und dem frühen Morgen oft fast bedrohlich niedrige Werte [15].

Ganz besonders gefährlich dürfte die iatrogene Hypotonie sein, die häufig Folge einer übereifrigen Behandlung einer rein systolischen Hypertonie bei alten Menschen ist. Diuretika, die neben einer Blutdrucksenkung auch zu einer Verkleinerung des extrazellulären Volumens führen, sind besonders gefährlich. Da ihr größtes Indikationsgebiet die Herzinsuffizienz ist, die an sich zu einer Verlangsamung des Blutstromes prädisponiert, ist es nicht verwunderlich, daß der Schlaganfall beim herzinsuffizienten Patienten besonders häufig auftritt.

Das Erkennen einer Hypotonie und ihre präzise Identifikation als ursächlicher Faktor bei Schwindelerlebnissen ist schon deshalb von besonderer Bedeutung, weil ihre erfolgreiche Therapie nicht selten der einzige Weg zur Besserung der Symptome ist. Die wirksamsten Maßnahmen in der Langzeitbehandlung sind eine Salzzulage zur Nahrung und eine gleichzeitige Medikation eines Mineralcorticoids, z.B. Fluorohydrocortison [3] (s. Abb. 4). Diese Therapie führt zunächst zu einer Vermehrung des Extrazellulärvolumens, das sich später wieder korrigiert, ohne daß die hypertensive Wirkung verloren geht. Häufigste Nebenwirkung ist das Auftreten einer Herzsuffizienz. Ist diese Behandlung wertlos, darf ein Versuch mit einem Prostaglandinhemmer, z.B. Indocid, gewagt werden [13].

Der Wert einer chronischen oralen Applikation von Sympathikomimetika ist rein wissenschaftlich gesehen in hohem Maße fraglich. Jedenfalls sind sie unwirksam bei schwerem orthostatischem Schwindel. Sie wirken kaum via dauernde Erhöhung des Blutdrucks, haben aber unter Umständen eine Erhöhung der Vigilanz, manchmal bis zur Nebenwirkung einer Schlafstörung, zur Folge. Auch die Berücksichtigung der Pathogenese der orthostatischen Hypotonie ist eine Dauerwirkung von Sympathikomimetika eher unwahrscheinlich. Der primäre Fehler liegt bei einem verminderten Venentonus, der einen kleineren Rückfluß des Blutes zum Herzen bei Lageänderung zur Folge hat. Der Organismus beantwortet das drohende Kreislaufversagen mit einer bereits durch endogene Mittel maximalen arteriolären Vasokonstriktion, beim jungen Individuum sichtbar an einer diastolischen Blutdruckerhöhung. Die alternden Gefäße vermögen aber auf die Katecholamine nicht mehr in gleicher Weise anzusprechen. Trotz ihrer objektiv kaum nachweisbaren Wirkung haben die Sympathikomimetika in der ambulanten Medizin breite Verwendung gefunden. Der Grund liegt darin, daß die Hypotonie in allen ihren Spielarten, häufig begleitet von Schwindel, ein sehr verbreitetes Symptom der „Entsicherung" ist [11]. Besonders bei jungen Menschen wird die orthostatische Hypotonie in ihrem Krankheitswert überschätzt. Ein Sympathikomimetikum mag schon wegen seines Plazeboeffektes wirksam sein.

Schwindelerlebnis „ohne objektives Substrat"

Schwindel ist ein integraler Bestandteil eines Syndroms, das unter vielen mehr oder weniger gleichwertigen Begriffen läuft: Neurasthenie, neurozirkulatorische Asthenie, psychosomatische Beschwerden, Effort-Syndrom, Wallungen, chronic anxiety reaction [5]. Die letztgenannte englische Bezeichnung beschreibt das Syndrom wohl am besten.

Es ist eigentlich erstaunlich, daß der Schwindel im Rahmen der vage definierten chronic anxiety reactions von den meisten Patienten in recht monotoner Weise beschrieben wird.

Zusammen mit dem leichten konstanten Schwindelgefühl erlebt der Patient reale Dinge in einer gewissen unrealen Art, er beschreibt angedeutete Symptome einer Depersonalisation und einer Entsicherung im Raum mit dem Gefühl des Schwingens oder Schwimmens ohne Rotation. Fast obligat gehören Erschöpfung, Schwäche und Müdigkeit dazu. Die englische Sprache kennt das Wort „lightheadedness", der schweizerdeutsche Dialekt braucht eine Wendung „mir ist schturm".

Es ist wahrscheinlich falsch, diesen ganzen Symptomenkomplex allein nur als Manifestation des subjektiven Erlebnisses zu betrachten. Sehr häufig gehen die Erscheinungen mit einer akuten oder chronischen, vom Patienten manchmal als Atemnot wahrgenommenen, manchmal aber völlig inapperzept verlaufenden Hyperventilation einher. Die Hyperventilation läßt sich heute mit einer einzigen arteriellen oder selbst venösen Blutentnahme leicht nachweisen: eine Erniedrigung des pCO_2 mit alkalischem pH deutet auf akute Hyperventilation hin. Bei chronischer Hyperventilation ist gleichzeitig der Bicarbonatpuffer erniedrigt.

In jüngster Zeit hat man Erstaunliches über die Pathophysiologie der Hyperventilation und über deren Auswirkungen auf den Organismus gelernt. Zum Beispiel genügt ein einziger tiefer Atemzug um die Kohlensäurespannung im Blute um 7-15 mmHg zu senken. Der zerebrale Blutfluß kann sich pro mmHg abnehmendem pCO_2 um volle 2% reduzieren [20]. Die Liste von objektiv nachweisbaren Störungen die durch einen Verlust an Kohlensäure im Blute ausgelöst werden wird immer länger. Es gehören dazu: Verminderung des Herzminutenvolumens, des Koronarflusses, der O_2-Dissoziation, Veränderung der Serum-

Tabelle 3. Symptome der Hyperventilation [20]

Allgemeinsymptome: Chronische Müdigkeit und rasche Ermüdbarkeit. Schwäche ohne Prädilektion für
einzelne Muskelgruppen. Schlafstörungen. Perioden mit Subfebrilität.

Kardiovaskuläre Symptome: Atypische Thoraxschmerzen. Intermittierende Tachykardien. Palpitatio-
nen. Störende Wahrnehmung des Herzschlages in den Ohren.

Neurologische Symptome: Bewußtseinstrübung oder -verlust. Schwindel. Beeinträchtigung von Kon-
zentration und Gedächtnis. Gefühl der Leere im Kopf. Sehstörungen ohne Gesichtsfeldeinengung.
Periphere Parästhesien.

Gastrointestinale Symptome: Globusgefühl. Aerophagie. Rülpsen. Aufgetriebener Bauch und Flatu-
lenz. Trockene Schleimhäute.

Respiratorische Symptome: Schwierigkeiten, tief einzuatmen. Beklemmung im Thorax. Gähnen und
Seufzen. Unproduktiver Husten mit Kitzelgefühl im Hals.

Muskuloskelettäre Symptome: Generalisierte Tetanie und Karopedalspasmen mit akuten Anfällen.
Myalgien und Arthralgien. Lokale Krämpfe.

Psychische Störungen: An- und abschwellende Angst, Spannung und Beklemmung. Unmöglichkeit der
Entspannung und Rhythmusverlangsamung. Pseudoruhe.

---

elektrolyte (Hypophosphataemie). Eine Auswahl subjektiver Symptome ist in Tabelle 3
aufgeführt. Es ist sicher nicht die Aufgabe dieser Arbeit, näher auf die chronic anxiety
reaction einzugehen. Immerhin ist es für Arzt und Patienten oft in hohem Maße lohnend,
die Zusammenhänge mit der chronischen Hyperventilation und ihren beträchtlichen Folgen auf den Organismus zu kennen. Schon das Wissen um die Zusammenhänge und entsprechende Erklärungen sind dem Patienten häufig eine große Hilfe und vermögen ihm
einen Teil seiner Angst zu nehmen.

Therapie des Schwindels

Das weite Spektrum verschiedenster internistischer Ursachen des Symptoms „Vertigo"
macht eine erschöpfende und detaillierte Besprechung therapeutischer Möglichkeiten in
diesem Rahmen unmöglich. Die Therapie der Hypotonie wurde bereits oben diskutiert.
Im folgenden sind einige grundsätzliche Überlegungen zur sog. „spezifischen" Therapie
des Schwindels mit „Antivertiginosa" aufgeführt.

Es ist in der Tat wahr, daß das quälende, u.U. invalidisierende Symptom „Schwindel" auf ein rein empirisches therapeutisches Vorgehen manchmal in erstaunlichen Weise
anspricht. Man kennt die Wirkungsweise der Antivertiginosa noch weniger gut als diejeni-
ge anderer Pharmaka mit psychotroper Wirkung.

Geläufig ist die Tatsache, daß Neuroleptika und Butyrophenone die dopaminergen
Rezeptoren in gewissen Hirnregionen zu dämpfen vermögen. Es ist aber nicht nachgewiesen, daß ihre antipsychotische Wirkung auf diesem Mechanismus beruht. Andererseits
blockierten Antidepressiva adrenerge β-Rezeptoren in gewissen Synapsen des ZNS. Auch
hier ist der Zusammenhang dieses Phänomens mit der antidepressiven Wirkung nicht bekannt. Es wundert daher nicht, daß z.B. Antidepressiva und β-Rezeptoren-Blocker rein
empirisch, manchmal sogar mit eklatentem Erfolg, zur Bekämpfung des Schwindels verwendet werden.

Ebenso empirisch ist die Entdeckung, daß Antihistaminika, die periphere Histamin-
wirkungen zu blockieren vermögen, sehr wirksame Medikamente gegen die Seekrankheit

(motion sickness) sind. Zahlreiche schöne Studien belegen diesen Effekt. Der Prototyp des Antihistaminikums mit einer H_1-Rezeptoren-Blockade ist das Scopolamin. Der Effekt der Antihistaminika auf Nausea und Schwindel bei Seekrankheit ließ die Vermutung aufkommen, daß die Blockade cholinergischer Synapsen am Vestibularapparat der Wirkmechanismus ist. Da zudem zentral aktive sympathomimetische Stoffe vom Typus des Amphetamins ebenfalls eine starke antivertiginöse Wirkung haben, schloß man auf zusätzliche adrenerge Mechanismen, deren Stimulation im Vestibularapparat zu stabilisieren vermag.

Auf dieser Grundlage haben eine Vielzahl von Antihistaminika in die Therapie des Schwindels Einzug gehalten. Eine Übersicht findet sich z.B. bei Douglas [6]. Die Wirkung der Antihistaminika wird noch verstärkt durch den zentralen Effekt gewisser Sympathikomimetika wir Amphetamin und Methylphenidat.

Alle Antihistaminika haben bei entsprechender Dosierung in nicht voraussehbarer und individuell sehr stark verschiedener Weise entweder einen sedativen oder einen stimulierenden Effekt auf das ZNS. Diese Nebenwirkung ist so ausgeprägt, daß die Frage berechtigt scheint, ob sie nicht sogar als eigentliche Wirkung anzuerkennen ist. In der Tat vermag jede Maßnahme, die die Vigilanz besonders des alten Patienten zu heben imstande ist, häufig auch den quälenden Schwindel zu bessern. Von praktischer Bedeutung ist die Tatsache, daß Antivertiginosa entweder sofort wirken oder überhaupt nicht. Daher ist ein Versuch mit verschiedenen Pharmaka durchaus möglich und manchmal auch lohnend. Eine rein empirische, wissenschaftlich nie geprüfte „Methode der letzten Chance" ist die Verabreichung kleiner Steroiddosen (15 mg Prednison) bei durch Schwindel invalidisierten alten Menschen. Auch hier tritt die manchmal eklatante Wirkung, die wahrscheinlich ein völlig unspezifischer psychotroper Effekt ist, innerhalb von wenigen Tagen ein. Ist die Therapie wirkungslos, kann sie nach drei Tagen abgebrochen werden.

Das Kapitel des internistischen Schwindels sei mit dem Hinweis auf seine Unvollständigkeit abgeschlossen. Das Gebiet ist wegen der fehlenden Spezifität des Symptoms fast uferlos. Besser definierte Formen des Schwindels ohne faßbare Erkrankung des Gehirns und des Vestibularapparates, wie z.B. die episodische Vertigo [7] wurden weggelassen. Auch das große Gebiet der Vertigo als Nebenwirkung von Medikamenten wurde nicht erwähnt. Es soll das Privileg der Otologen und Neurologen bleiben, alle jene Schwindelformen deren Ursache allein innerhalb der Schädelknochen liegen, als ihr Gebiet zu betrachten.

Literatur

1. Barnett HJM (1979) The pathophysiology of transient cerebral ischemic attacks. Med Clin North Am 63:649-679
2. Brice JG, Dowsett DJ, Lowe RD (1964) Haemodynamic effects of carotid artery stenosis. Br Med J 2:1363-1366
3. Chobanian AV, Volicer L, Tift C, Gavras H, Liang C, Faxon D (1979) Mineralocorticoid-induced hypertension in patients with orthostatic hypotension. New Engl J Med 301:68-73
4. Clarke JM, Hamer J, Shelton JR, Taylor S (1976) The rhythm of the normal human heart. Lancet 2:508-512
5. Dalessio D (1978) Hyperventilation. The vapors. Effort syndrome. Neurasthenia. JAMA 239:1401-1402
6. Douglas W (1975) Histamine and anthistamines. In: Goodman L, Gilman A (Eds) The pharmological basis of therapeutics. McMillan, New York, pp 590-612

7. Editorial (1979) Benign recurrent vertigo. Br Med J 2:756
8. Falcov P, Resnekoo L (1977) Mid ventricular obstruction in hypertrophic obstructive cardiomyopathy. Br Hear J 39:701-705
9. Ganong W (1975) Review of medical physiology. Lange, Los Altos
10. Hanrath P, Schweizer P, Bleifeld W, Essen R von, Effert S (1977) Familiäre asymmetrische Septumhyperophie mit und ohne Obstruktion. Dtsch Med Wochenschr 102:751-755
11. Kaeser HE (1979) Schwindel im Alter. Praxis 68:563-565
12. Kendell RE, Hirsh J, Carter CJ (1978) Role of hypotension in the genesis of transient focal cerebral ischaemic attacks. Br Med J 2:344-348
13. Kochar M, Itskovitz HD (1978) Treatment of idiopathic orthostatic hypotension (Sky-Draeger syndrome) with Indomethacin. Lancet 1:1011-1014
14. Krasnow N, Stein RA (1978) Hypertrophic cardiomyopathy in the aged. Am Heart J 36:326-336
15. Millar-Craig MW, Bishop NB, Raferty EB (1978) Circadian variation of blood pressure. Lancet 1:795-797
16. Patel A, Toole JF (1965) Subclavian steal syndrome: Reversal of cephalic blood flow. Medicine (Baltimore) 44:289-298
17. Sheehan S, Bauer RB, Meyer JS (1960) Vertebral artery compression in cervical spondylosis. Neurology (Minneap) 10:968-985
18. Thormann J, Schwarz F, Ensslen R (1977) Diagnostik des Sinusknoten-Syndroms. Dtsch Med Wochenschr 102:575-577
19. Torvik A, Skullerud K (1976) How often are brain infarcts caused by hypotensive episodes? Stroke 7:255-257
20. Waites TF (1978) Hyperventilation – chronic acute. Arch Intern Med 138:1700-1701

Der pädiatrische Patient und der Schwindel

Franco Vassella

Der Schwindel ist eine subjektive Empfindung, deren exakte Beschreibung vielen Erwachsenen große Mühe bereitet. Von Kindern kann man Angaben erhalten wie „das Zimmer geht herum", „das Haus fällt" oder „ich kann nicht mehr stehen". Für den Arzt ist es sehr schwer festzustellen, ob ein Säugling oder ein Kleinkind unter Schwindel leidet. Es sind lediglich indirekte Zeichen wie Blässe, Erbrechen, Schweißausbruch, vollkommen ruhiges Liegen, Nystagmus und Ataxie, welche vermuten lassen, daß Schwindel empfunden wird. Kurze Schwindelattacken werden besonders im Kindesalter nicht mehr als unangenehm empfunden und deshalb auch nicht immer mitgeteilt. Dafür sprechen die Beobachtungen an Jahrmärkten, daß Kinder sich an vielen Spielen erfreuen (Schaukelpferd, Drehrad, Karussell) die manchem Erwachsenen unangenehme Schwindelsensationen bereiten [1]. Alle diese Faktoren führen dazu, daß das Symptom Schwindel im Kindesalter häufig unentdeckt bleibt und es ist bezeichnend, daß einige gewichtige Lehrbücher der Kinderheilkunde den Schwindel überhaupt nicht erwähnen.

Es gibt keine Untersuchungen über die Häufigkeit dieses Symptoms im Kindesalter. Während der Periode eines Jahres hat der Autor systematisch die Kinder registriert, die in der Ambulanz der kinderneurologischen Abteilung der Kinderklinik Bern das Symptom Schwindel im weiteren Sinne des Wortes, d.h. nebst dem gerichteten Schwindel auch Trümmel, Sturm im Kopf, unregelmäßiges Schwanken, erwähnten. Bei diesem selektionierten Krankengut litten 22 von rund 600 Kindern unter Schwindel (Tabelle 1).

Eviatar und Eviatar [10] publizierten ihre Ergebnisse bei 50 Kindern, die im Verlaufe von 3 Jahren wegen Schwindel gründlich neurologisch, audiologisch und vestibulär untersucht wurden. Bei der Hälfte der Patienten wurde ursächlich eine Epilepsie angenommen,

Tabelle 1. Ätiologie des Schwindels bei 22 Kindern, die 1979 in einer kinderneurologischen Ambulanz erfaßt wurden

Partielles Anfallsleiden	10
Migräne	6
Paroxysmale benigne Vertigo	2
Psychosomatisch	2
Postkontusionell	1
Postmeningitisch	1

Tabelle 2. Ätiologie des Schwindels bei 50 Patienten von Eviatar und Eviatar [10]

Zentraler Schwindel (42)	
Schwindelanfälle, epileptisch	25
Postmeningitisch	3
Posttraumatisch	4
Migräne	5
Psychosomatisch	5
Peripherer Schwindel (8)	
Neuronitis vestibularis	5
Paroxysmale gutartige Vertigo	2
Kongenitale Taubheit	1

während Störungen des Vestibularapparates weniger als 1/5 der Gruppe betrafen (Tabelle 2). Bei derart selektioniertem Krankengut werden naturgemäß vorwiegend Patienten erfaßt, die unter häufigeren, rezidivierenden Attacken oder unter Dauerschwindel leiden.

Auf die spezifischen Untersuchungsmethoden bei Schwindel soll hier nicht näher eingegangen werden. Es genüge der Hinweis auf andere Artikel dieses Bandes und auf die Übersichtsarbeiten von Drachmann und Hart [7] sowie von Jerusalem und Hess [21].

Schwindel bei Epilepsien

Eine Schwindelempfindung kann unmittelbar zu Beginn des epileptischen Anfalles auftreten. Es kann sich dabei um ungerichteten Schwindel oder um Dreh- bzw. Schwankschwindel handeln. Die Zuordnung des Schwindels zum Anfallsgeschehen ist dann eindeutig, wenn das Symptom regelmässig unmittelbar mit anderen epileptischen Anfallserscheinungen gekoppelt ist. Man kann sich, mutatis mutandis, der Ansicht von Livingston [28] anschliessen, daß bei *isolierten* Schwindelattacken deren epileptische Genese nur dann gesichert ist, wenn das Intervall-EEG epilepsiespezifische Potentiale aufweist, der Schwindel paroxymal auftritt, mit einer Trübung des Sensoriums verbunden ist und wenn zusätzlich postparoxymale Phänomene wie beispielsweise Schläfrigkeit oder Schlaf oder Stupor vorkommen. Ist das Intervall-EEG jedoch nicht spezifisch verändert, kann ein Anfallsleiden höchstens vermutet werden; das beweisende Anfalls-EEG dürfte nur in den seltensten Fällen erhältlich sein.

Eviatar und Eviatar [10] unterteilten ihre 25 Kinder mit „epileptischem Schwindel" (Tabelle 2) aufgrund des Intervall-EEG in eine erste Gruppe von 11 Probanden mit diffusen paroxysmalen epilepsiespezifischen Entladungen und in eine zweite Gruppe von 14 Kindern mit fokalen (meist temporalen, in zwei Fällen frontalen) paroxysmalen Spitzen und Wellen. Die Gruppe mit fokalen Entladungen hatte Anfälle von Vertigo, entweder isoliert oder gekoppelt mit Kopfschmerzen, Brechreiz, Erbrechen und übergehend in Sturz und Bewußtlosigkeit. Einige hatten zusätzlich fokale Kloni im Bereiche des Gesichts und des Arms, Aphasie und Speichelfluß. Fünf Kinder hatten einen Lagenystagmus, drei zeigten bei kalorischer Prüfung (30 °C und 44 °C) ein Richtungsüberwiegen des Nystagmus zur Seite des EEG-Fokus. Weitere sechs Kinder hatten eine Labyrinthuntererregbarkeit auf der Gegenseite des EEG-Fokus. Die Gruppe mit diffusen EEG-Veränderungen hatte Episoden von Drehschwindel, Schwankschwindel oder Lateropulsion. Die Schwindelanfälle endeten manchmal mit Sturz und Bewußtlosigkeit, gelegentlich mit einem generalisierten tonischen oder tonisch-klonischen Anfall. Ein Kind hatte zusätzlich typische Absenzen und einen entsprechenden EEG-Befund. Die Vestibularisprüfungen waren bei acht Kindern normal. Zwei reagierten weder auf kalorische noch auf rotatorische Labyrinthreizungen. Ein Kind hatte bei der kalorischen Prüfung ein Richtungsüberwiegen des Nystagmus ohne nachweisbaren EEG-Fokus. Diese zweite Gruppe zeigte etwas mehr Schwierigkeiten bei anspruchsvolleren Gleichgewichts- und Gehübungen.

Gerichteter Schwindel als Aura (Anfangserscheinung) oder als Erscheinung im Verlaufe partieller epileptischer Anfälle ist selten im Kindesalter [33]. Der sog. *vertiginöse epileptische Anfall* ist laut Gastaut [13] hauptsächlich oder ausschließlich durch echte Wahrnehmungen von Schwindel gekennzeichnet. Diese sind gewöhnlich giratorisch aber es ist in der Regel nicht möglich zwischen elementaren vertiginösen Wahrnehmungen und vertiginösen Illusionen oder Halluzinationen (z.B. Gefühl des freien Falls, des Gehobenwerdens) zu unterscheiden. Sie entstehen durch neuronale Entladungen in einem bisher nicht näher bestimmten Bereich des zerebralen Kortex. Diese vertiginösen epileptischen Anfälle müssen von jenen einfachen Zuständen flüchtiger Verwirrtheit abgegrenzt werden, die bei epileptischen Anfällen sehr häufig vorkommen und von manchen Kranken als „Schwindel" bezeichnet werden. Reflexepileptische vestibuläre Anfälle, d.h. Anfälle von denen man annimmt, daß sie durch sensorische vestibuläre afferente Impulse ausgelöst werden, wurden mehrfach beim Erwachsenen beschrieben (siehe Literatur bei Karbowski). Für ihr tatsächliches Bestehen gibt es jedoch laut Gastaut keinen lückenlosen Beweis. Bei 20 der 25 Kinder mit Schwindel und Epilepsie, die Eviatar und Eviatar [10] untersuchten, wurde während der EEG-Ableitung eine kalorische Labyrinthreizung mit Eiswasser während 10 und 30 sek durchgeführt. Bei 17 waren keine Einwirkungen auf die Graphoelemente feststellbar, während die übrigen 3 eine vorübergehende Verlangsamung der Grundaktivität in den hinteren temporalen Ableitungen aufwiesen [10]. Es ist nicht erwähnt, ob diese Kinder unter antiepileptischer Medikation standen, welche diese Ergebnisse stark beeinflussen könnte [22, 23]. Laut Janz [20] führen Auren von gerichtetem Schwindel in 3/4 der Fälle zu manifesten epileptischen Anfällen, die sich durch Adversivbewegung von Kopf, Augen und Rumpf äussern. Für Janz weisen Schwindelauren mit bewußten Adversivkrämpfen auf dorsale Abschnitte des Parietalhirn hin, während Schwindelauren vor nicht bewußt erlebten Adversivanfällen den Verdacht auf Läsionen in der parietotemporalen Übergangsregion nahelegen [20].

Schwindel bei Intoxikationen

Eine große Zahl von Substanzen kann in bestimmter Dosis zu Schwindel führen. In einer Statistik über Frühsymptome bei 348 Kindern mit Vergiftungserscheinungen wurde ungerichteter Schwindel bei 18,4% der Fälle registriert (38). In dieser Statistik wurden Somnolenz bei 30,2%, Ataxie bei 12,1% und Krämpfe bei 10,2% der Kinder festgestellt. Die Ursache akuter Intoxikationen läßt sich in den meisten Fällen durch eine genaue Befragung und wenn nötig durch Besichtigung des Unfallortes eruieren.

Unter den Medikamenten, welche zu Schwindel führen, spielen für den Arzt die Antiepileptika und die Antibiotika eine wichtige Rolle. Barbiturate in relativ niedriger Dosierung wirken sich auf die Folgebewegungen der Augen aus, die nicht mehr glatt

sondern ruckartig erfolgen. Bei höheren Barbituratspiegeln setzt ein horizontaler Blick-
nystagmus ein, mit der raschen Phase in Blickrichtung. Bei höheren Intoxikationsgraden
tritt ein vertikaler Nystagmus beim Blick nach oben auf. Ein vertikaler Nystagmus beim
Blick nach unten soll nur sehr selten bei Intoxikationen vorkommen [14].

Kutt et al. [25] beschrieben bei 32 Patienten eine enge Beziehung zwischen Blickrichtungsnystagmus und Höhe des Diphenylhydantoinspiegels im Blut. Bei Blutspiegeln
um 20 μg/ml bestand ein horizontaler Endstellnystagmus. Bei Spiegeln um 30 μg/ml
wurde der Nystagmus bereits bei einem seitlichen Blickwinkel von 45° beobachtet,
während Nystagmus beim Blick geradeaus bei Serumkonzentration von 50 μg/ml und
darüber nachweisbar war. Bei diesen Patienten wurde bei Werten ab 30 μg/ml auch
Ataxie festgestellt, ab 40 μg/ml war der Gang erschwert oder unmöglich. Wie Gallagher
et al. [12] dazu kritisch bemerken, handelte es sich bei den Patienten von Kutt et al.
um eine selektionierte Gruppe, die Nystagmus aufwies. Bei ihren eigenen Untersuchungen an 273 Patienten mit kombinierter Phenytoin-Phenobarbital-Langzeitmedikation
und 110 Patienten mit kombinierter Phenytoin-Primidon-Therapie wurde ein Nystagmus
in 19% bzw. in 15% der Fälle beobachtet. Zwar hatten die Patienten mit Nystagmus in
beiden Gruppen durchschnittlich höhere Phenytoinspiegel als die Patienten ohne
Nystagmus, jedoch 20–40% der Patienten ohne Nystagmus hatten vergleichbare oder
höhere Medikamentspiegel als jene mit Nystagmus [12]. Diese individuellen Unter-
schiede machen es unmöglich, aus der Ausprägung des Nystagmus die Höhe des
Phenytoinblutspiegels zu schätzen.

Die Störungen der Gehör- und Vestibularfunktionen durch Aminoglykoside wurden
besonders eingehend studiert. Die Verabreichung von Streptomyzin führt bei verschiedenen Tierarten zur Zerstörung von sensorischen Zellen der Crista ampullaris [29]. Die
Störungen des Gehör- und Vestibularapparates durch Aminoglykoside sind leider meistens
irreversibel, da die sensorischen Zellen nicht regenerationsfähig sind. Tinnitus und Vertigo
sind wichtige Symptome der Streptomyzin- und Dihydrostreptomyzin-Ototoxizität. Bei
den meisten Patienten besteht eine Beziehung zwischen Schädigung des Vestibularapparates und Höhe der Tagesdosis sowie der Dauer der Behandlung, aber es gibt offenbar
eine familiäre gehäufte besondere Prädisposition zu diesen Störungen [29]. Im Tierver-
such ist Gentamyzin bezogen auf Dosis in mg/kg Körpergewicht etwa zweimal toxischer
für den Vestibularapparat als Streptomyzin. Folgende Faktoren erhöhen die Gefahr ototoxischer Gentamyzineffekte: verminderte renale Funktion, Gentamyzinserumspiegel
über 12 μg/ml, höheres Alter, Gesamtdosis über 1 g und vorherige Anwendung anderer
ototoxischer Antibiotika. Kanamyzin kann ebenfalls ototoxisch wirken, wobei die
kochleären Funktionen offenbar stärker gestört werden als die vestibulären.

Schwindel bei Migräne

Migräne kommt bei 4–5% der Schulkinder vor [3]. Es ist vor allem jene Form der
Migraine accompagnée, die sich im Basilarisstromgebiet abspielt, welche zu zellebellären
und vestibulär-kochleären Symptomen wie Schwindel, Ohrensausen, Nystagmus, Ataxie
und Dysarthrie führt.

Unter 286 Kindern, bei welchen Watson und Steele [40] ein Migräne-Syndrom diagnostizierten, litten 43 (15%) unter klassischer Migräne mit Vertigo.

Tabelle 3. Symptome bei sechs Kindern mit Migräne und Vertigo

Pat.	Geschl.	Alter	Schwindel	Andere Symptome	Cephalaea
L.B.	m	16	Ungerichtet	Parästhesien Fingerspitzen rechts	Halbseitig
L.M.	w	14	Ungerichtet	Parästhesien Zunge, 1 Arm	Halbseitig
K.E.	w	13	Drehschwindel	–	Halbseitig
G.M.	m	12	Drehschwindel	–	Bitemporal
J.G.	m	11	Drehschwindel	Flimmerskotom	Frontal
H.S.	w	5	Ungerichtet	Diploie, Ataxie, Strabismus	Diffus

In einer Gruppe von 122 Kindern, die von Hockaday [19] untersucht wurden, hatten 63 eine Cephalaea vasomotorea, die übrigen 59 eine echte Migräne. Von diesen 59 Kindern wiesen 29 Symptome der basilären Migräne auf. Ungerichteter Schwindel wurde häufig vermerkt, bei 12 Kindern bestand jedoch Vertigo im Sinne eines Gefühls der Bewegung relativ zur Umgebung [19]. Unter 30 Kindern mit basilärer Migräne registrierten Lapkin und Golden [26] 16 Patienten mit Attacken von Drehschwindel. Im eigenen Krankengut von 40 Kindern mit Migraine accompagnée wurde Vertigo in 4 Fällen angegeben [35]. Unter den 65 eigenen Patienten des Jahres 1979, die wegen Kopfschmerzen zugewiesen wurden, fanden sich 6 mit Schwindel (Tabelle 3), 3 davon mit Drehschwindel. Alle diese Angaben zeigen übereinstimmend, daß Vertigo bei 10–15% der Kinder mit Migräne vorkommt. Der Schwindel tritt meistens plötzlich auf und dauert beispielsweise bei den 23 Patienten von Watson und Steele mit basilärer Migräne 5–60 min. Der Schwindel dauert in der Regel deutlich länger bei Migräne als bei Epilepsie, was bei unklaren Situationen differentialdiagnostisch zu berücksichtigen ist. Auf die Zusammenhänge zwischen Migräne und benigner paroxysmaler Vertigo wird im folgenden Abschnitt hingewiesen.

Benigne paroxysmale Vertigo des Kindesalters

Diese Störung wurde durch Basser im Jahre 1964 beschrieben [2]. Das klinische Bild ist ziemlich einheitlich und typisch. Charakteristisch ist das anfallsweise isolierte Auftreten von Vertigo ohne kochleäre Symptome wie Tinnitus oder Gehörsminderung. Der Beginn des Anfalls erfolgt plötzlich, ohne jegliche Vorboten und häufig ohne erkennbare auslösende Mechanismen. Der Schwindel dauert selten länger als wenige Minuten. Der Anfall kann im Stehen, Sitzen oder Liegen beginnen und ist lageunabhängig. Das Kind bekommt einen ängstlichen Gesichtsausdruck. Fall es steht, führt es einige torkelnde Schritte aus, klammert sich an die nächste Person, legt sich hin und bleibt regungslos liegen. Viele dieser Kinder beschreiben einen Drehschwindel und bei mehreren wurde jeweils während des Anfalls Nystagmus beobachtet [2, 24]. Sie sind blass, können schwitzen und gelegentlich erbrechen. Sie sind während des ganzen Anfalls ansprechbar. Dunn und Snyder [8] stellten bei 10 von 33 Kindern während des Anfalls einen Schiefhals fest. Nach dem Anfall können die Patienten noch während einigen Minuten Gleichgewichtsstörungen haben, erholen sich dann rasch ohne postparoxysmale Müdigkeit oder Amnesie für den Vorfall zu zeigen. Die Anfälle sind in der Regel nicht mit Kopfschmerzen assoziiert. Im Intervall ist die neurologische Untersuchung normal, ebenso das EEG sowie gezielte radiologische Aufnahmen [2, 8, 24]. Bei 15 der 17 Fälle von Basser [2] erfolgte der 1. Anfall vor dem 5. Lebensjahr. Die 17 Patienten von Königsberger et al. [24] waren 3–7 Jahre alt. Bei den 33 Fällen von Dunn und Snyder [8] wurde folgende Altersverteilung beim 1. Anfall beobachtet: 4 im 1. Lebensjahr, 9 im 2., 11 im 3., 3 im 4. und die übrigen 6 nach dem 4. Lebensjahr.

Die Intervalldauer zwischen den einzelnen Paroxysmen ist individuell sehr verschieden mit Extremen von wenigen Tagen bis zu Intervallen von einem Jahr oder länger. Basser beobachtete am häufigsten eine Intervalldauer von 4–6 Wochen. Die Patienten von Königsberger et al. [24] hatten in der Regel 8–12 Anfälle im Jahr.

Audiologische Untersuchungen ergeben durchwegs normale Befunde. Charakteristisch sind Zeichen einer vestibulären Störung bei der kalorischen Prüfung. Es findet sich meistens eine Unter- oder Unerregbarkeit eines oder beider Labyrinthe. Stellt man die Befunde von Basser [2], Dunn and Snyder [8] und von Königsberger et al. [24] zusammen, ergibt sich bei insgesamt 55 kalorisch geprüften Kindern folgendes Bild: bilaterale Unerregbarkeit bei 13, unilaterale bei 6; bilaterale Untererregbarkeit bei 16, unilaterale bei 8; normale kalorische Prüfung oder Grenzbefund bei 8. Bei einer nicht eruierbaren Zahl dieser Kinder traten während der Untersuchung schwächere Schwindelerscheinungen auf. Bei vier Kindern konnte die Prüfung wegen der Auslösung eines heftigen Schwindelanfalls nicht zu Ende geführt werden.

Anläßlich einer Nachkontrolle zwei bis sechs Jahre nach Verschwinden der paroxysmalen Schwindelanfälle fand Basser [2], daß von acht Kindern sechs einen unveränderten Befund hatten, während bei je einem weiteren Kinde die Untererregbarkeit weniger ausgeprägt war bzw. sich normalisiert hatte.

Die Ätiologie der Störung ist nicht geklärt. Chronische Otitis media, Infekte der oberen Luftwege, Allergie auf Milch wurden von Dunn und Snyder [8] als mögliche Ursachen bei einigen ihrer Patienten erwähnt.

Wegen des Fehlens subjektiver und objektiver Zeichen einer Mitbeteiligung der Kochlea wird von Basser angenommen, daß die Läsion zentral vom Labyrinth sein muß. Da jeweils auch keine Hinweise für eine Störung im Hirnstamm bestehen, dürfte die Läsion zwischen Labyrinth und Hirnstamm liegen. Gegen eine zentrale Lage der Läsion spricht auch die Tatsache, daß eine Labyrinthuntererregbarkeit und nicht ein Richtungsüberwiegen des kalorischen Nystagmus gefunden wird [24].

Die Anfallsrezidive verschwinden spontan nach Monaten bis Jahren. Bei einigen dieser Kinder treten später typische Migräneattacken auf [8, 11, 40]. Das Vorkommen von gutartiger paroxysmaler Vertigo im Kleinkindesalter und Migräne in der späteren Kindheit kann prinzipiell zufällig sein.

Bemerkenswert ist jedoch die Beobachtung von Fenichel [11] eines Kindes mit gutartiger paroxysmaler Vertigo und familiärer Migränebelastung. Im Alter von zwei Jahren hatte dieses Kind typische Anfälle von Vertigo und mit etwa vier Jahren änderten die Anfälle allmählich ihren Charakter in Richtung typischer Migräneattacken. Fenichel [11] zog aus dieser Beobachtung den Schluß, daß der benigne paroxysmale Schwindel des Kindesalters in vereinzelten Fällen eher die Frühmanifestation einer Migräne ist als einer vestibulären Neuronitis. Watson und Steele [40] fanden bei 17 ihrer 23 Kinder mit benigner paroxysmaler Vertigo eine familiäre Belastung mit Migräne. Nach einer Beobachtungsdauer von 3–9 Jahren waren 8 von 18 Patienten asymptomatisch, 9 litten unter klassischer Migräne und 1 Kind hatte eine Temporallappenepilepsie.

Slater [36] publizierte als *„benign recurrent vertigo"* bei sieben Erwachsenen ein Krankheitsbild von rezidivierenden Schwindelanfällen, welches der im Kindesalter vorkommenden Form sehr ähnlich ist und ebenfalls gewisse Übergänge zur Migräne zeigt. Bei zwei dieser erwachsenen Patienten hatten die Anfälle mit sieben bzw. acht Jahren begonnen. Die audiologischen und kalorischen Prüfungen waren normal, elektronystagmographisch bestanden jedoch Zeichen einer vestibulären Dysfunktion.

Die benigne paroxysmale Vertigo des Kindesalters soll trotz der ähnlichen Bezeichnung nicht mit dem Syndrom der „benignen paroxysmalen Vertigo" [17] verwechselt werden, welches genauer als gutartiger, *paroxysmaler Lagerungsschwindel* oder auch als *Cupulolithiasis* benannt wird [32, 34]. Charakteristisch für diese Form des Erwachsenenalters sind kurze Episoden von Vertigo und rotatorischem Nystagmus, die mit einer Latenz von einigen Sekunden nach einer bestimmten Lageänderung des Kopfes auftreten. Dieser Form sehr ähnlich ist auch der vorübergehende Lageschwindel, der durch plötzliche Kopfbewegungen ausgelöst wird und nach *Schädel-Hirn-Trauma* mit Schädigung des Hirnstamms, der Vestibularnerven oder des Labyrinths auftritt. Diese traumatische, meist spontan vorübergehende Störung, wird auch im Kindesalter relativ häufig beobachtet [30].

Snyder [37] weist darauf hin, daß *Anfälle von Schiefhals* im Säuglings- oder Kleinkindesalter ein vordergründiges Symptom der benignen paroxysmalen Vertigo sein können. Offenbar entspricht das Bild des paroxysmalen Torticollis von Snyder [37] einem heterogenen Krankengut, denn die Dauer der Störung variierte zwischen 10 min und 14 Tagen und einige der betroffenen Kinder hatten abnorme Audiogramme.

Lee et al. [27] beschrieben ein Syndrom von rezidivierenden Schwindelanfällen, sensoneuraler Schwerhörigkeit und Hypodontie bei zwei Geschwistern.

Schwindelattacken bei seröser Otitis media

Rezidivierende Schwindelattacken (meist Drehschwindel) von wenigen Sekunden bis zu einigen Minuten Dauer und unabhängig von Kopfbewegungen können die Folge einer serösen Otitis media sein. Die Tympanometrie ergibt in solchen Fällen deutlich negative Drucke im Mittelohr. Der Hörverlust im Sprachbereich kann sich lediglich auf 15—20 dB beschränken. Vermutlich werden die Schwindelattacken durch plötzliche Druckänderungen im Mittelohr ausgelöst. Diese Anfälle gleichen der benignen paroxysmalen Vertigo des Kindesalters. Da die gelegentlich sehr diskreten otoskopischen Befunde vom Ungeübten leicht übersehen werden und da die Gehörbeeinträchtigung nicht immer auffällt, ist die Fehldiagnose einer benignen paroxysmalen Vertigo leicht möglich [4, 9].

Schwindelattacken bei Perilymphfistel

Ein Schwindelanfall mit Gleichgewichtsstörungen und akutem Hörverlust kann die Folge einer Perilymphfistel im Bereiche des runden oder ovalen Fensters sein. Eine solche Perilymphfistel kann durch Barotrauma, Schädeltrauma oder durch raschen Anstieg des Liquordruckes verursacht werden [16]. Die abnorme Verbindung zwischen Mittel- und Innenohr birgt die Gefahr einer Infektionsausbreitung aus dem Mittelohr in den Subarachnoidalraum. Ist die Fistel angeboren, sind es nicht intermittierende Schwindelzustände und Gleichgewichtsstörungen, sondern vielmehr rezidivierende eitrige Meningitiden, welche auf diese Möglichkeit hinweisen. Bei einer eigenen Patienten, die im Alter von drei Jahren bereits zweimal an einer Pneumokokkenmeningitis erkrankt war, wurde mittels Liquorszintigraphie und Parazentese eine Otoliquorrhoe rechts nachgewiesen. Anläßlich des operativen Eingriffs fanden sich eine Perilymph-Liquor-Zyste im ovalen Fenster und ein erweiterter Aquaeductus cochleae. Das Kind ist am rechten Ohr taub und weist eine hochgradige kalorische Untererregbarkeit des rechten Labyrinthes auf. Das Fehlen postoperativer Gleichgewichtsstörungen spricht für einen vorbestehenden Labyrinthschaden. Seit der vor drei Jahren erfolgten Deckung der Fistel mittels eines Faszientransplantates hat das Kind keine weiteren Hirnhautentzündungen gehabt.

Attackenschwindel bei Kreislaufregulationsstörungen

Es handelt sich um ungerichteten Attackenschwindel im Sinne von sekundenlangem Schwarzwerden vor den Augen. Bei 200 Kindern mit ausgeprägten orthostatischen Kreislaufregulationsstörungen erwähnten Wechselberg und Motamedi [41] folgende Häufigkeiten typischer Symptome: vegetative Stigmata 81%, Leistungsminderung 43,5%, Nausea 36,5%, Kopfschmerzen 33%, Schwindelerscheinungen 32%, Bauchschmerzen 31%, Kollapsneigung und Ohnmachten 22%, Herzsensationen 18%, Schulschwierigkeiten 10,5%, Unverträglichkeit von langen Fahrten 10,0%.

Objektiv stellt man bei diesen Patienten in der Regel fest: Cutis marmorata, Akrozyanose, rascher Farbwechsel, starker Dermographismus, feuchte kühle Hände, ausgeprägte respiratorische Arrhythmie, positives Fazialisphänomen. Im Kreislauftest nach Schellong kann die orthostatische Labilität bzw. Regulationsstörung bestätigt werden [18]. Emotionale Faktoren, langes Stehen, Schreiattacken, Herzrhythmusstörungen, Husten oder Miktion sind weitere häufigere und seltene Situationen, die zu Schwindel und eventuell zu anschließender Synkope führen können [5].

Familiäre periodische Ataxie

Die familiäre periodische Ataxie ist ein sehr seltenes und wahrscheinlich heterogenes Leiden [6, 42]. Bisher wurden 7 Familien beschrieben [6]. Es wird ein autosomal dominanter Vererbungsmodus angenommen. Die ersten Symptome können bereits im Säuglings- oder Kindesalter aber auch erst im dritten Dezennium oder später auftreten. Die einzelnen Anfälle dauern Minuten bis Wochen. Im Vordergrund stehen Ataxie, Dysarthrie, ungerichteter Schwindel und Nystagmus (häufig Vertikalnystagmus). Die Analyse der einzelnen Symptome weist bei den meisten Patienten auf eine Störung im Hirnstamm hin; der Stoffwechseldefekt ist nicht bekannt. Acetazolamid scheint eine günstige prophylaktische Wirkung gegen Anfallrezidive zu haben [15].

Schwindel bei multipler Sklerose des Kindesalters

Es wird geschätzt, daß 4%–10% aller Fälle von multipler Sklerose die ersten Symptome bereits im Kindesalter gezeigt haben. Es muß angenommen werden, daß die meisten dieser Fälle nicht frühzeitig erkannt werden, denn diese Diagnose kann nur selten im Kindesalter gestellt werden. Im eigenen Krankengut von zwölf Kindern mit der Diagnose multiple Sklerose klagten zwei Kinder über ungerichteten Schwindel [39]. Molteni [31] schätzt die Häufigkeit von Schwindel als erstes Symptom auf 20% bei rund 70 publizierten Fällen von multipler Sklerose des Kindesalters.

Weitere Ursachen von Schwindel im Kindesalter

Einige weitere neurologische Störungen, die zu Schwindel im Kindesalter führen können sind: intrakranielle Drucksteigerung verschiedenster Genese, Arnold-Chiari-Mißbildungen, basale Impressionen und übrige Anomalien des kraniozervikalen Übergangs [30]. Die Anamnese und die entsprechenden klinischen Befunde erlauben meistens eine rasche Reduktion dieser differentialdiagnostischen Möglichkeiten.

Weitere Ursachen von ungerichtetem Schwindel sind: Infektionskrankheiten, kongenitale Angiokardiopathien, Herzrhythmusstörungen, Anämien und Hypoglykämie [18].

Literatur

1. Alexander AB (1977) Vertigo in children. Br Med J 2:1356
2. Basser LS (1964) Benign paroxysmal vertigo of childhood. (A variety of vestibular neuronitis). Brain 87:141
3. Bille B (1962) Migraine in school children. Acta Paediatr Suppl 136, 51:1–151
4. Busis SN (1978) Vertigo in children. Ear Nose Throat J 57:95
5. Chutorian AM (1978) Migrainous syndromes in children. In: Thompson RA, Green JR (eds) Pediatric neurology and neurosurgery. Spectrum New York London, pp 183–204
6. Donat JR, Auger R (1979) Familial periodic ataxia. Arch Neurol 36:568
7. Drachman DA, Hart CW (1972) An approach to the dizzy patient. Neurology (Minneap) 22:323
8. Dunn DW, Snyder CH (1976) Benign paroxysmal vertigo of childhood. Am J Dis Child 130:1099
9. Editorial (1978) Vertigo and glue ear in children. Clin Otolaryngol 3:198
10. Eviatar L, Eviatar A (1977) Vertigo in children: Differential diagnosis and treatment. Pediatrics 59:833
11. Fenichel GM (1967) Migraine as a cause of benign paroxysmal vertigo of childhood. J Pediatr 71:114
12. Gallagher BB, Baumel IP, Mattson RH, Woodbury SG (1973) Primidone, diphenylhydantoin and phenobarbital. Neurology (Minneap) 23:145
13. Gastaut H (1976) Wörterbuch der Epilepsie. Hippokrates, Stuttgart
14. Gay AJ, Newman NM, Keltner JL, Stroud MH (1974) Eye movement disorders. Mosby, St Louis
15. Griggs R, Moxley RT, Lafrance RA, McQuillen J (1978) Hereditary paroxysmal ataxia: response to acetazolamide. Neurology (Minneap) 28:1259
16. Grundfast KM, Biuestone CD (1978) Sudden or fluctuating hearing loss and vertigo in children due to perilymph fistula. Ann Otol Rhinol Laryngol 87:761
17. Hall SF, Ruby F, McClure JA (1979) The mechanics of benign paroxysmal vertigo. J Otolaryngol 8:151
18. Heck W (1979) Schwindel aus pädiatrischer Sicht. Therapiewoche 29:1347
19. Hockaday JM (1979) Basilar migraine in childhood. Dev Med Child Neurol 21:455
20. Janz D (1969) Die Epilepsien. Spezielle Pathologie und Therapie. Thieme, Stuttgart
21. Jerusalem F, Hess K (1979) Schwindel. Differentialdiagnose und Therapie. Schweiz Rundschau Med (Praxis) 68:475
22. Karbowski K (1968) Experimenteller Vestibularisschwindel bei Gesunden und bei Epilepsiekranken. Schweiz Arch Neurol Neurochir Psychiatr 102:71

23. Karbowski K (1971) Vestibularapparat und hirnelektrische Aktivität. Huber, Bern
24. Königsberger MR, Chutorian AM, Gold AP, Schvey MS (1970) Benign paroxysmal vertigo of childhood. Neurology (Minneap) 20:1108
25. Kutt H, Winters W, Kokenge R, McDowell F (1964) Diphenylhydantoin metabolism, blood levels, and toxicity. Arch Neurol 11:642
26. Lapkin ML, Golden GS (1978) Basilar artery migraine. Am J Dis Child 132:278
27. Lee M, Levin LS, Kopstein E (1978) Autosomal recessive sensorineural hearing impairment, dizziness and hypodontia. Arch Otolaryngol 104:292
28. Livingston S (1972) Comprehensive management of epilepsy in infancy, childhood and adolescence. Thomas, Springfield
29. Manten A (1972) Antibiotic drugs. In: Meyler L, Herxheimer A (eds) Side effects of drugs. A survey of unwanted effects of drugs reported in 1968–1971, vol VII. Excerpta Medica, Amsterdam, pp 335–403
30. Milstein JM, Swaiman KF (1975) Vertigo. In: Swaiman KF, Wright FS (eds) The practice of pediatric neurology. vol I. Mosby, St Louis, 181
31. Molteni RA (1977) Vertigo as a presenting symptom of multiple sclerosis in childhood. Am J Dis Child 131:553
32. Montandon P (1979) Vertige. Schweiz Rundschau Med (Praxis) 68:341
33. O'Donohoe NV (1979) Epilepsies of childhood. Butterworths, London
34. Pradervand M (1979) Cupulolithiase. Schweiz Rundschau Med (Praxis) 68:345
35. Rossi LN, Mumenthaler M, Vassella F (1980) Complicated migraine (migraine accompagnée) in children. Clinical characteristics and course in 40 personal cases. Neuropädiatrie 11:27
36. Slater R (1979) Benign recurrent vertigo. J Neurol Neurosurg Psychiatry 42:363
37. Snyder SH (1969) Paroxysmal torticollis in infancy. A possible form of labyrinthitis. Am J Dis Child 117:458
38. Suter P (1970) Vergiftungen im Kindesalter. Schweiz Med Wschr 100:113
39. Vassella F (1977) Les encéphalopathies dégénératives révélées par une epilepsie à l'âge scolaire. Actes du Congrès de la Société de Neurologie infantile, Marseille 9–11 Décembre 1977. Diffusion Générale de Librairie
40. Watson P, Steele JC (1974) Paroxysmal dysequilibrium in the migraine syndrome of childhood. Arch Otolaryngol 99:177
41. Wechselberg K, Motamedi M (1966) Die praktische Bedeutung des vegetativ-orthostatischen Kreislaufsyndroms im Kindesalter. Z Kinderheilkd 97:347
42. White JC (1969) Familial periodic nystagmus, vertigo and ataxia. Arch Neurol 20:276

Sachregister